Dr. med. Armin Fischer

Hilfe für den weiblichen Beckenboden

Ein kurzes Handbuch zu wichtigen Fragen des gesunden und erkrankten weiblichen Beckenbodensystems

Vorwort

„....dazu hatte ich aber keine Zeit." Diesen Satz höre ich seit 25 Jahren, damals habe ich mit spezialisierten Beckenbodensprechstunden begonnen, fast jeden Tag. Ein anderer häufiger Satz ist „...ja, schonen konnte ich mich nicht – ich weiß, Sie hatten es mir (damals) ja schon gesagt."

Wir werden in diesem kurzgefassten Handbuch nicht auf die hinter diesen Aussagen stehenden in der Persönlichkeit verankerten Hintergründe eingehen. Aber vielleicht gibt dieses kurze Handbuch Ihnen genügend Stoff, um über sich und Ihre Einstellung zum Beckenboden nachzudenken. Vielleicht macht es Sie aber nicht nur nachdenklich, sondern auch neugierig. Wenn Sie tiefer einsteigen wollen – kein Problem, es gibt ein ganz ausführliches Buch von mir zum Thema. „Die mündige Beckenbodenpatientin", ein Anfang 2016 erschienener Titel beleuchtet das Thema detailliert und von allen Seiten.

„....dazu habe ich aber keine Zeit."

Für diese Frauen gibt es diese „Kurzfassung". Sie gibt eine Orientierung zum Bau und zu Funktion des Beckenbodens, reißt Fragen zur Störung der Anatomie und Funktion an und gibt Ihnen eine Orientierung im Dschungel angebotener Behandlungsoptionen.

Nach vielen Jahren intensiver beckenbodentherapeutischer Arbeit in der Sprechstunde wie im Operationssaal ist es mir ein tiefes Bedürfnis, Sie als Beckenbodenpatientin mit den nötigen Basisinformationen auszustatten, die Sie in die Lage versetzen, einen für Sie passende(n) Beckenbodentherapeutin/-en zu finden, der/die

- konservative Behandlungsverfahren beherrscht
- konservative Behandlungsverfahren anbietet und betreut
- nur operiert, wenn eine konservative Behandlung nicht durchführbar/zielführend ist
- auf ein großes Spektrum von operativen Behandlungsmöglichkeiten zurückgreifen kann
- über langjährige operative Erfahrung verfügt.

Bedenken Sie, dass dieses recht komplexe System oftmals nicht durch eine schnelle, kleine, wie auch immer geartete Operation zu behandeln oder gar dauerhaft zu heilen ist, sondern dass der „Maximalschritt", nämlich die Operation, erst dann an der Reihe ist, wenn alle anderen Optionen ausgeschöpft oder unwirksam sind, das Gewebe und Sie entsprechend vorbereitet und aufgeklärt sind und man Ihnen begründet in Aussicht stellen kann, dass ein zufriedenstellendes Operationsergebnis zu erwarten ist. Die Nutzen-Risiko-Abwägung muss eindeutig sein und es muss natürlich auch ein adäquates Operationsverfahren gewählt werden (können).

Die Urogynäkologie ist eine Disziplin der Medizin, die aufgrund der Tatsache, dass es sich bei dem Senkungsleiden um einen letztlich chronischen Prozess handelt, mehr eine „Begleitung" erfordert als nur ein punktuelles Handeln (z. B. in Form einer Operation). Das umzusetzen gelang mir in meinem Bereich in den letzten Jahren sehr gut und ich hoffe, dass auch Sie, wenn Sie betroffen sind, einen „Begleiter" finden werden, der mit Ihnen die für Sie immer aktuell beste Therapieform findet und anwendet.

Ich hoffe auch sehr, dass ich Ihnen in diesem kleinen Handbuch meine Botschaft „Lassen Sie sich möglichst nicht auf eine sofortige operative Lösung des von Ihnen geschilderten Problems ein, zumindest nicht, bevor andere Maßnahmen versucht oder zur Vorbereitung eines besseren Operationsergebnisses im Hinblick auf Durchführbarkeit und Haltbarkeit angewendet wurden" Sie erreichen kann und dass Sie das Vertrauen in sich und Ihren Beckenboden haben, dass hier ja vielleicht doch „noch einiges geht", bevor man (sich) operieren (lassen) muss.

Ich darf Ihnen nun eine spannende Lektüre wünschen und Ihnen für Ihr Interesse am Thema „IHR Beckenboden" danken.

Dr. med. Armin Fischer
Urogynäkologie   Rüdesheim im Winter 2015/2016

Inhaltsverzeichnis

Kapitel 1 Der Bau des Beckenbodensystems

Der Beckenboden ist ein System, das aus ganz unterschiedlichen Bauelementen einerseits und Baumaterialien andererseits zusammengesetzt ist, um seinen Funktionen nachzukommen:

1. Abschluss der Bauchhöhle nach unten und Halten der Bauchorgane
2. Funktion als Geburtsweg
3. Sicherstellung der Speicher- und Ausscheidungsfunktion von
   a. Blase
   b. Darm.

Dazu sind am System die folgenden Bauelemente als Komponenten beteiligt:

1. Harnblase und Harnröhre
2. Scheideneingang, Scheide und Scheidengrund (mit Gebärmutterhals und Gebärmutterkörper)
3. Enddarmverschlussapparat, Enddarm und angrenzende Dickdarmabschnitte (S-Darm/Sigma).

Von Seiten der Baumaterialien gibt es

1. Knochen
2. Skelettmuskulatur
3. Glatte Muskulatur der Hohlorgane Blase und Darm sowie der Gebärmutter
4. Bindegewebe (Gebärmutterhals, Muskelfaszien, Stützgewebe zwischen den Organen, Bänder in Kombination mit dem Knochensystem
5. Schleimhäute (Darm, Darm und Harnröhre)
6. Andere häutige Oberflächen (Scheidenhaut, Schamlippen).

Sie sehen also, dieses System ist komplex. Es muss ferner in seiner räumlichen (dreidimensionalen Anordnung) verstanden werden (Abb. 2 auf S. 10). Für diese dreidimensionale Anordnung der Strukturen des Systems ist vor allem die auch für das Senkungsleiden so bedeutsame anatomische Struktur der sog. „Fascia pelvis" verantwortlich. Diese Beckenbindegewebsschicht besteht aus elastischen Fasernetzen, deren Anordnung der

Biomechanik des Beckenbodens entspricht, durchsetzt mit *glatten Muskelfasern* sowie Nervenendigungen (Rezeptorfunktion?). Die Faszienblätter (sog. Muskelhäute) sind untereinander verbunden, womit sich die Kontraktion (das Zusammenziehen) des großen Beckenbodenmuskels, im Folgenden als Levatormuskel (oder kurz: Levator) bezeichnet, auf das Bindegewebe und damit auch die Scheidenwände übertragen lässt (vgl. sog. „Lateraldefekt") (Abb. 1).

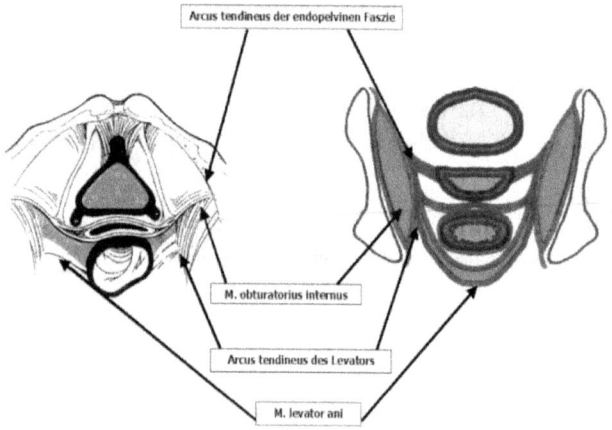

Abb. 1: Die Faszienblätter am Beckenboden

Die Störungen im Bereich dieser oben dargestellten endopelvinen Faszie und der an der Fixierung der Beckenorgane beteiligten bandartigen Strukturen sind mannigfaltig, auch was deren unterschiedliche Kombinationen angeht.
Die hier zugrunde gelegte Betrachtungsweise verdeutlicht, dass es sich bei den Defekten im Bereich des Beckenbodens auf der Ebene der Faszienanteile um zu den Bauchdeckenfasziendefekten in Analogie stehende morphologische Störungen handelt. Mit andern Worten: Wir müssen das weibliche Senkungsleiden morphologisch und funktionell als Hernie (=Bruch) begreifen und auch als solche behandeln, in Analogie zu den z.B. Leistenbrüchen.

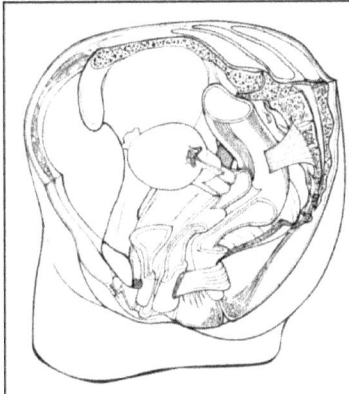

Harnblase und Harnröhre

Die Harnblase liegt dabei auf der Scheidenvorderwand, sie hat keine eigene Fixierung im Bereich der Beckenwände, während die Harnröhre, ebenfalls auf der Scheidenvorderwand aufliegend, über bindegewebige Strukturen, die am Beckenknochen ansetzen, zusätzlichen Halt findet. Diese sind maßgeblich am Abdichtungsprozess beteiligt (sog. pubo-urethrales Band).

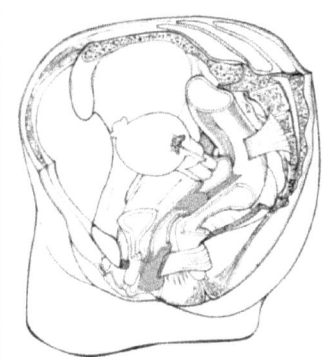

Scheide und Gebärmutter

Die zentralen Strukturen des Beckens geben den umliegenden Systemen Halt (und Form) und stabilisieren Blase und Darm durch ihre (bindegewebige) Anbindung an die Beckenwände (Muskulatur und Knochen). Der Gebärmutterhals wirkt dabei wie der zentrale Stein eines Kuppelbaus und ist nur unter zwingenden Umständen (z.B. auffälliger Abstrich) entbehrlich.

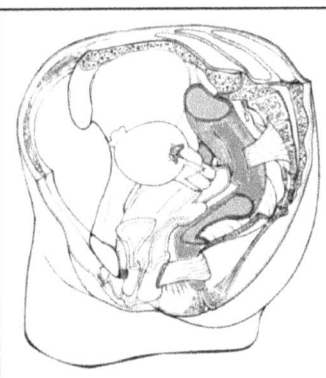

Enddarm (Mastdarm + Analkanal) und S-Darm (Sigma)

Der Analkanal mit seinem Verschlusssystem aus Muskulatur (innerer/äußerer Schließ-muskel) und Schleimhaut (Anoderm) und der angrenzende Mastdarm sind vor allem für Geburtstraumen anfällig und leiden oft im Zuge von Dammverletzungen bei der Geburt, so dass hier Bruchlücken entstehen, die z.B. die Darmentleerung ungünstig beeinflussen.

Abb. 2: Das Beckenbodensystem

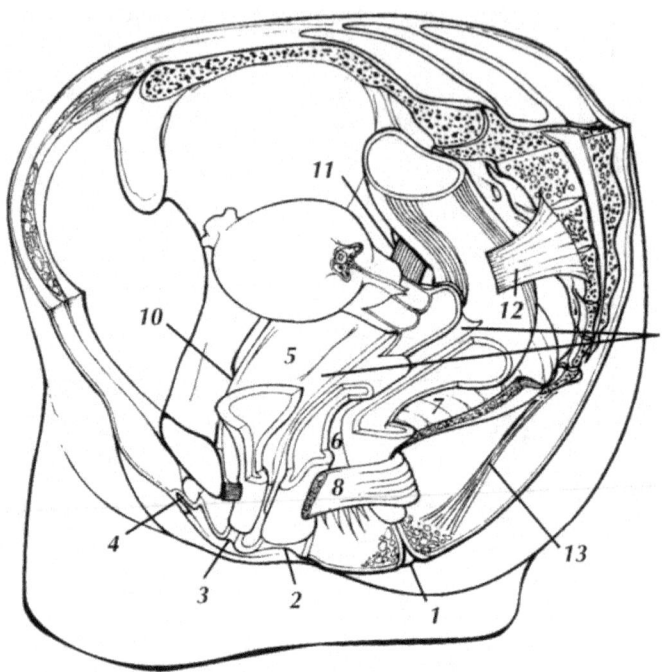

Abbildung 3: Die anatomischen Strukturen des Beckenbodensystems

1 = Anus *(After)*
2 = Vagina *(Scheide)*
3 = Meatus urethrae externus *(Harnröhrenausgang)*
4 = Klitoris *(Kitzler)*
5 = Lamina pubocervicalis fasciae endopelvinae
6 = Lamina rectovaginalis fasciae endopelvinae
7 = M. levator ani *(Beckenbodenmuskel)*
8 = M. puborectalis (Pars puborectalis m. lev. ani)
9 = endopelvine Faszie *(tiefe Beckenbodenfaszie)*
10 = Arcus tendineus fasciae endopelvinae
11 = Spina ischiadica
12 = Lig. sacrouterinum
13 = Lig. anococcygeum

Kapitel 2 Die Funktion des Beckenbodensystems

2.1 Die Blasenfunktion – Speicherung und Entleerung

Die Abdichtungsfunktion der Blase (genannt Kontinenz) ist ein Wechselspiel der Kräfte und damit ein dynamischer Prozess (Abb. 4):

Mehrere Muskelgruppen des Beckenbodens sind am regelrechten Ablauf des Miktionszyklus beteiligt (Abb. 5), die korrekte Wirkung der Kräfte, die die Muskeln entstehen lassen ist abhängig von der Intaktheit des Bandapparates um Scheide und Harnröhre herum, wobei die Scheide die unterschiedlichen Zugrichtungen und Zugkräfte koordiniert (Abb. 6).

Hierbei sind es im Wesentlichen drei Muskelgruppen des Beckenbodens beteiligt.

① M. pubococcygeus (der vordere Anteil des Levatormuskels)
② M. ileococcygeus) (der hintere Anteil des Levatormuskels)
③ M. longitudinalis pararectalis (Nomenklatur nach Petros)

Durch Relaxation (Entspannung) **oder** Kontraktion (Zusammenziehen) ermöglichen diese Muskelgruppen die für die Speicherung und Entleerung der Blase (Funktionszustände des Blasenhalses = Übergang Blase/Harnröhre) erforderlichen anatomischen Voraussetzungen.

Inkontinenz verstehen wir somit als einen **Defekt** in der
- strukturellen und/oder
- funktionellen Intaktheit

des blasen(hals)verschließenden Systems.

In diesem Zusammenhang kann man bestimmte Formen der **Dranginkontinenz** als einen Kampf zwischen Öffnungs- und Verschlussreflexen der Blase begreifen. **Die Übersicht in Abb. 4 gibt eine grobe Orientierung welche Defekte (strukturell oder funktionell) zu erwarten sind, wenn unterschiedliche Störungen auftreten.**

Die Abbildungen der nächsten Seiten zeigen die Wirkung der Muskulatur schematisch im Wechselspiel und erläutern das Problem der Drangentstehung aus der Sicht der Integraltheorie von Petros.

Lockeres vorderes Scheidensegment = (Stress-)Inkontinenz

Lockerung in der Mitte (Zystozele) = Entleerungsanomalie

Lockerung hinten = Entleerungsstörung

Lockerung gleich wo = Muskeln sind nicht in der Lage, dem hydrostatischen Druck der Blasenfüllung entgegenzuwirken = Miktionsreflexaktivierung bei weniger gefüllter Blase = FUN-Syndrom (frequency [häufiges Wasserlassen], urgency [Drang], Nykturie [nächtliches Wasserlassen).

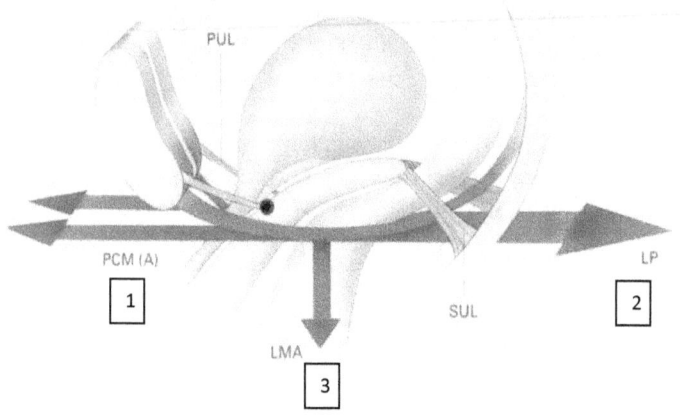

Abbildung 4: Schematische Darstellung der an der Blasenhals-funktion beteiligten Muskelanteile
PCM(A): anteriorer Anteil des M. pubococcygeus (s.o. ①)
LP: Levatorplatte (s.o. ②)
LMA: longitudinaler Analmuskel (s.o. ③)
SUL: Sakrouterinligament
PUL: Pubourethralligament

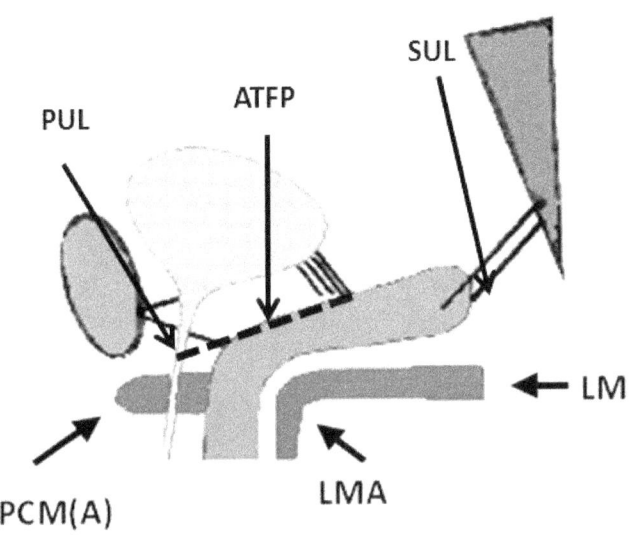

Abb. 5: Am Blasenzyklus beteiligte Strukturen

	PCM(A)* ①	suburethrale Scheide	Blasenhals	Detrusor	LP** ②	LMA*** ③
Füllung	kontrahiert	symphysenwärts	geschlossen	relaxiert	kontrahiert	relaxiert
Miktions-einleitung	relaxiert	gelockert	offen	kontrahiert	relaxiert	kontrahiert
Miktion	relaxiert	"funneling"	offen	kontrahiert	relaxiert	kontrahiert
Abdichtung	kontrahiert	kontrahiert	geschlossen	relaxiert	relaxiert	kontrahiert
Füllung	kontrahiert	kontrahiert	geschlossen	relaxiert	kontrahiert	relaxiert

verwendete Begriffe:
- Miktion: Blasenentleerung
- symphysenwärts: in Richtung auf die Schambeinfuge (Symphyse) hin
- funneling: trichterförmiges Aufklaffen des Blasenhalses zur Einleitung der Blasenentleerung
- relaxiert: entspannt
- kontrahiert: zusammengezogen
- ATFP = Arcus tendineus fasciae pelvis – die bindegewebige Verankerung der unter der Blase gelegenen Scheidenfaszie an der Verbindungsstelle zwischen dem Levatormuskel und dem Obturatormuskel
- SUL: Sakrouterinligament (Band vom Gebärmutterhals hinten zum Kreuzbein)
- PUL: Pubourethralligament (Band vom Schambein zur Umgebung der Harnröhre

15

Abb. 6: Funktionszustände und Muskelwirkung an der Blase

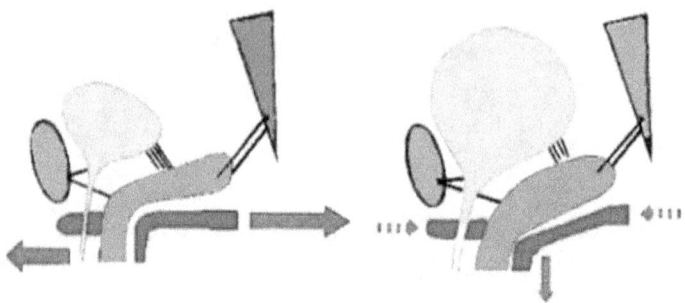

Füllphase   Miktionseinleitung (funneling)

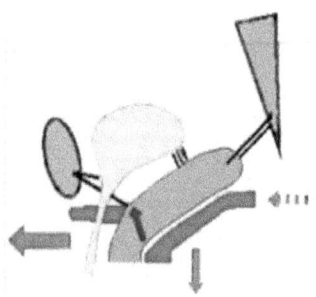   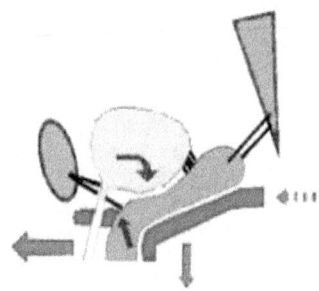

Miktionsende   Abdichtung

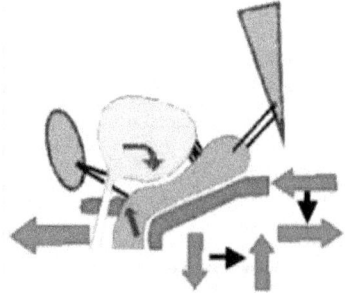

Erneute Füllung

Eine Analogie soll das Beckenbodensystem etwas in seiner Funktion verdeutlichen: Die Scheide ist wie das Sprungtuch eines Trampolins (Abb. 7). Sie ist am Beckenring durch Ligamente aufgehängt. Die Form ist determiniert durch drei Muskelkräfte, die die Scheide gegen die Haltebänder aufspannen. Die Urethra liegt auf der „Scheidenhängematte". Die Vorwärtskräfte spannen die Hängematte, um die Harnröhre zu verschließen. Die nach hinten/unten ziehenden Kräfte straffen die obere Scheide, um den Blasenhals zu verschließen.

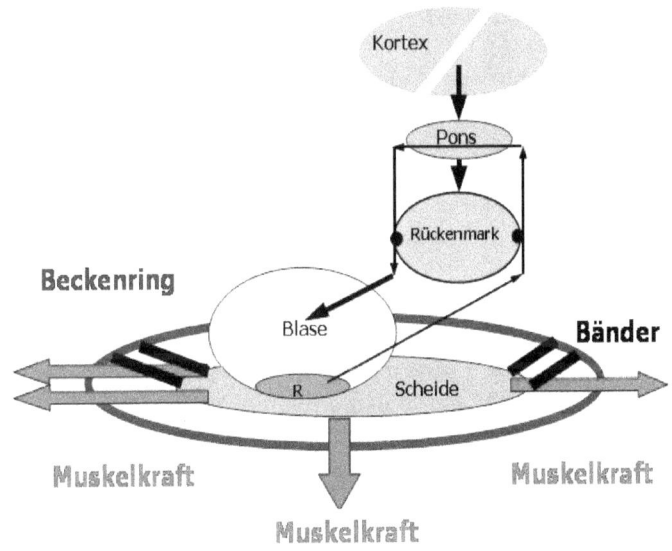

Abb. 7: Trampolinanalogie nach Petros (R = Rezeptorareal zur Wahrnehmung des Füllungszustandes der Blase)

2.2 Die Blasenfunktion – Blasenschleimhaut und Drangregulation auf Schleimhautebene

2.2.1 Regulation – anatomisch betrachtet

Bei intakter Anbindung der suburethralen Scheide (①) in Abb. 8) an den M. pubococcygeus im Bereich des paraurethralen Sulcus (②) kommt es (reflektorisch) zur Spannung der suburethralen Hängematte mit Zunahme des Blasenvolumens durch Kontraktion des M. pubococcygeus (graue Pfeile). Dadurch wird eine Erregung der Druck-(Presso-) rezeptoren (③) unter der Blasenhalsregion verhindert. Diese Region ist somit druckentlastet (Abb. 8a).

Mit zunehmender Blasenfüllung und damit zunehmendem Druck (durch zunehmende Füllung der Blase) auf die suburethrale Scheide wird (reflektorisch) die Spannung der Hängematte erhöht. Dadurch wird weiterhin eine Erregung der Rezeptoren verhindert (Abb. 8b).

Es wird deutlich, dass diese Entlastung der Rezeptoren abhängig ist von

▶ der Elastizität der suburethralen Scheidenwand
▶ der Anbindung der Hängematte an die Mm. pubococcygei (aus zwei Gründen: erstens damit die Kontraktion effektiv sein kann, zweitens, weil durch schlechte Anbindung und Laxität der Hängematte die Effektivität der Kontraktion abnimmt (s. Abb. 8 und Kapitel 2).
▶ der Kontraktionskraft der Beckenbodenmuskulatur.

Ist die Elastizität der suburethralen Scheide aufgebraucht oder die Kontraktionsfähigkeit der Muskulatur an ihrem physiologischen oder pathologischen Ende angekommen, so wird der Druck der gefüllten Blase auf die Rezeptoren weitergegeben. Diese feuern nun Impulse, die weitergeleitet, den Miktionsreflex bahnen. Dieser läuft nun inkomplett (gehemmt) oder komplett ab. Es kommt zu sensorischen oder motorischen Drangepisoden (Abb. 8c).

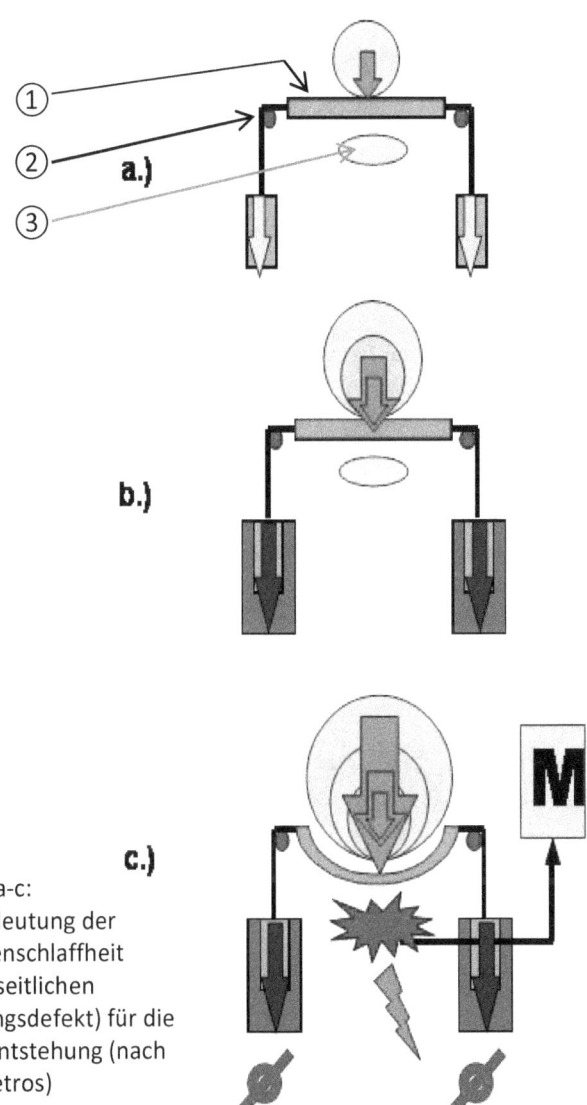

①
② a.)
③

b.)

c.)

Abb. 8 a-c:
Die Bedeutung der
Scheidenschlaffheit
(durch seitlichen
Fixierungsdefekt) für die
Drangentstehung (nach
Prof. Petros)

M

19

Damit wird deutlich, welche Bedeutung die Integrität der suburethralen Scheide und der Beckenbodenmuskulatur auch für die Entstehung von Urge-Symptomen hat. Es zeigt sich hieran auch, dass bei entsprechend gelagerten Fällen eine Urge-Problematik durchaus chirurgisch angegangen werden muss, um die Symptomatik zu beherrschen. Es wird auch deutlich, warum in solchen Fällen die pharmakologische Behandlung mit Parasympatolytika (= Medikamente, die die Wirkung des parasympathischen Nerven auf den Blasenmuskel hemmen) nur geringe Erfolgsaussichten mit sich bringt.

2.2.1.1 Nykturie (häufiges nächtliches Wasserlassen)

Bei stehender Patientin mit intakter ligamentärer Fixierung der Scheide im Bereich der Sakrouterinligamente kommt es zu der bereits in den vorangehenden Abbildungen dargestellten Entlastung der Pressorezeptoren (PR) mit Füllung der Blase bis zu einem gewissen Punkt (Abb. 9a). Legt sich die Patientin mit schlechter sakrouterinligamentärer Fixierung der Scheide hin, dann kommt es in Folge der Lageveränderung auch zu einer Verlagerung der Blase.

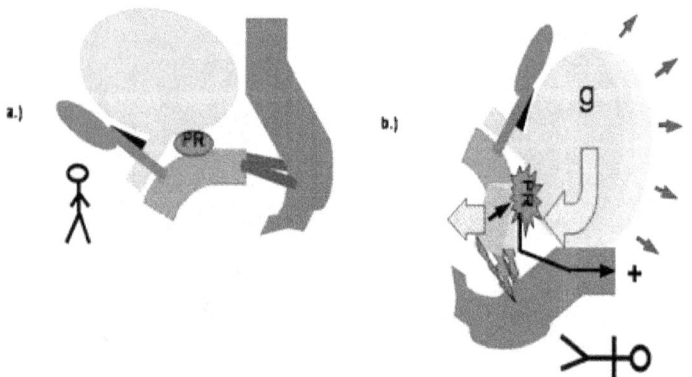

Abb. 9: Entstehung nächtlichen Harndrangs durch Fixierungsdefekt des Scheidengrundes:
a.) links: Situation stehend, hintere Fixierung intakt
b.) rechts: liegend bei ungenügender Fixierung hinten

Die Belastung der Scheide mit Versagen der posterioren Fixierung führt zur Stimulierung der Pressorezeptoren, da die kranialen 2/3 der vorderen Scheidenwand durch ihre Anbindung an die Blase ebenfalls in die Dislokation durch den Lagewechsel involviert sind (Abb. 9b). Auch hier kommt es zu einer prämaturen Aktivierung physiologischer Prozesse. Dies kann durch eine Restitution der posterioren Fixierung der Scheide durch z.B. Pessare oder operative Techniken zumeist rasch behoben werden.

2.2.2 Die Regulation des Harndranges auf Blasenmuskelebene

Der folgende Teil ist recht komplex und nur schwer zu vereinfachen. Für sehr am Detail Interessierte lohnt die detaillierte Lektüre (vgl. z.B. Die mündige Beckenbodenpatientin, ISBN 978-1519754912) sicher.

Für diejenigen, die nur einen Überblick gewinnen wollen sei so viel gesagt (vgl. Abb. 10):

▶ Die Blasenschleimhaut schützt den Blasenmuskel vor dem Eindringen der im Urin gelösten Salze, vor allem Kalium.

▶ In der Blasenwand gibt es Regulationsmechanismen, die in der Lage sind die Kaliumkonzentration im Urin auf einem für den Muskel „erträglichen" Niveau zu halten.

▶ Zuviel Kalium, das durch die Schleimhaut an den Muskel gelangt, führt dort zu einer Reizung, nicht zu einer Kontraktion des Blasenmuskels (dafür ist Kalzium erforderlich), dennoch ist das Gefühl dann sehr unangenehm – es ist ein Harndrang, der dann entsteht.

▶ Die Intaktheit der Schutzschicht ist abhängig von unterschiedlichen Faktoren, unter anderem von der

Hormonsituation, der Durchblutung der Blasenwand und der Wirkung oder Abwesenheit von Gift- und Reizstoffen (wie Nikotin, andere Genussgifte, Chemikalien/Pharmaka).

▶ Die sog. Glykosaminoglykanschutzschicht wirkt vergleichbar mit der Wachsschicht auf dem Autolack. Ist sie defekt, dann wird eine Reihe von Prozessen in Gang gesetzt, die dazu führen, dass der Blasenmuskel mit Giftstoffen in Kontakt kommt.

▶ Neben der Reizung führen diese Giftstoffe auch zu einer Störung der Durchblutung. Diese wiederum ist aber erforderlich, damit die Schleimhaut Schutzschicht aufbauen kann. Hier beginnt ein „Teufelskreis".

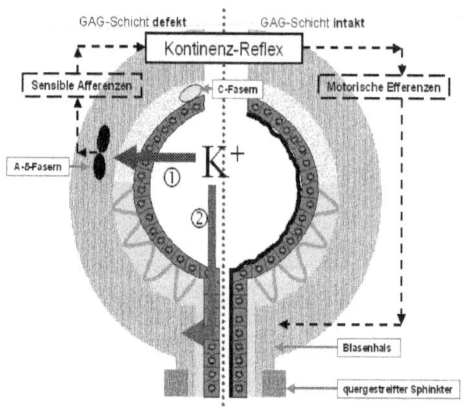

Abb. 10: Kalium stimuliert den Blasenmuskel und provoziert einen durch die Kontinenz-reflexe (Sphinkterkontraktion) kontrollierten Harndrang. In einer krankhaften Situation kann dies zu einer Beckenbodenkontraktion bei der Miktion führen (sog. Detrusor - Sphinkter-Dyssynergie [DSD]). Auch eine direkte Wirkung auf den glattmuskulären Sphinkter ist denkbar, da nicht in allen Fällen einer funktionellen DSD ein pathologisches Elektromyogramm der Beckenbodenmuskulatur (quergestreifte Muskulatur) ableitbar ist.

2.3 Das anorektale Kontinenzorgan

Der Analkanal (Canalis analis) des Menschen kann in drei Abschnitte untergliedert werden, die durch einen allmählichen Übergang von der Schleimhaut des Darmes zur äußeren Haut gekennzeichnet sind:

1. Zona columnalis: mit Längsfalten (Columnae anales) und dazwischen liegenden Einsenkungen (Analkrypten) mit den Mündungen der Proktodealdrüsen (Glandulae anales)
2. Zona intermedia: mit einem mehrschichtigen Plattenepithel
3. Zona cutanea: mit verhorntem mehrschichtigen Plattenepithel, Schweiß- und Talgdrüsen sowie Haaren.

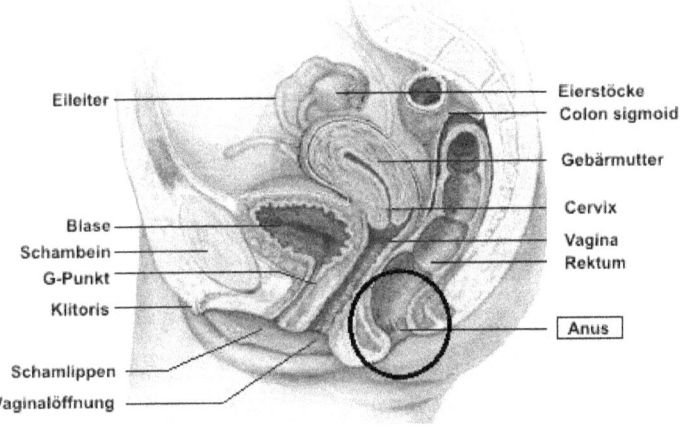

Abb. 11: Anatomie des analen Verschlussapparates

[Quelle: „Anusquerschnitt" von UtherSRG, Rasmus Faber - http://en.wikipedia.org/wiki/Image:Fem_isa_2.gif. Lizenziert unter CC BY-SA 3.0 über Wikimedia Commons - https://commons.wikimedia.org/wiki/File:Anus_querschnitt.jpg#/media/File:Anus_querschnitt.jpg]

Um die Öffnung des Anus sind unter der Haut bzw. Schleimhaut zwei Schließmuskeln angeordnet, die gemeinsam mit weiteren Strukturen des Enddarms das Kontinenzorgan bilden:

23

- Musculus sphincter ani internus (innerer Afterschließmuskel): Er stellt eine Verstärkung der **glatten Muskulatur** der Darmwand dar.
- Musculus sphincter ani externus (äußerer Afterschließmuskel): Er besteht aus **quergestreifter Muskulatur**, ist also willkürlich beeinflussbar.

Die Peristaltik des Analkanals wird über parasympathische Nervenfasern aus dem Kreuzabschnitt des Rückenmarks angeregt. Diese bewirken auch eine Erschlaffung des inneren Afterschließmuskels. Im Zusammenspiel mit den Bauchmuskeln (Bauchpresse) führt dies über den Defäkationsreflex zu einer Entleerung des Mastdarms (Defäkation). Dabei schiebt sich die Kotsäule aus dem Darm. Wenn die Bauchmuskulatur zur Ausscheidung nicht verwendet wird, dauert die Defäkation länger.

Die sympathischen Nervenfasern des Nervus hypogastricus reduzieren die Peristaltik und erhöhen den Tonus des inneren Afterschließmuskels. Dadurch wird die Stuhlkontinenz (Continentia alvi) ermöglicht. Durch willkürliche Beeinflussung des äußeren Afterschließmuskels kann die Defäkation unterdrückt werden. Er wird durch den Nervus pudendus (bzw. dessen Nervus rectalis caudalis) innerviert.

Die sensible Innervation des Afters erfolgt über die Nervi anococcygei und den Nervus perinealis superficialis („oberflächlicher Dammnerv") des *Nervus pudendus*. Da am After eine Vielzahl von Nervenendigungen liegen, ist er sehr empfindsam und wird auch als erogene Zone betrachtet, insbesondere der Musculus sphincter ani externus und die sich davon absetzende Dammmuskulatur. Die reflektorische Steuerung des Anus (Analreflex) (ein Fremdreflex*) besteht in einem reflektorischen Zusammenziehung des äußeren Afterschließmuskels (Musculus sphincter ani externus) bei Berührung der Haut des Anus oder des benachbarten Dammes

(Perineum) beziehungsweise des Versorgungsgebietes des Nervus perinealis superficialis. Der Analreflex ist Kennreflex für die Rückenmarkssegmente S3–S5.

Die gleiche Reflexkette wird auch durch Berührung der Vulva ausgelöst, da hier ebenfalls der Nervus perinealis superficialis stimuliert wird. Dies führt auch zu einer Kontraktion des Musculus bulbospongiosus, weshalb dieser Reflex gelegentlich auch als Bulbospongiosusreflex oder, nach dem veralteten Namen des Muskels, auch Bulbocavernosusreflex bezeichnet wird. Die Prüfung des Reflexes gibt Auskunft über die Intaktheit der spinalen Reflexbahnen (gestört z. B. beim Bandscheibenpatienten). An der Kontinenzabsicherung ist ferner der Musculus puborectalis (Abb. 12) beteiligt. Der „Schambein-Mastdarm-Muskel" ist ein quergestreifter Muskel des Beckenbodens und ein Teil des Musculus levator ani.

*Anmerkung: Ein Fremdreflex, auch polysynaptischer Reflex genannt, ist ein Reflex, bei dem die Reflexantwort (Muskelkontraktion) nicht im reizwahrnehmenden Organ (Haut) erfolgt. Der Reflexbogen erfolgt hierbei über mehrere Synapsen, woher auch der Name polysynaptischer Reflex kommt.

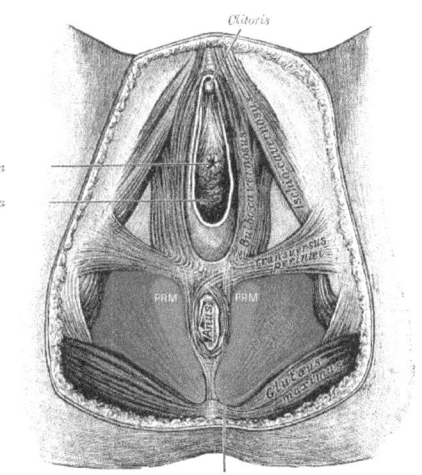

Abb. 12: M. puborectalis (PRM)

Er entspringt an der Rückseite des Schambeins und bildet eine Schlinge um den

25

Mastdarm am Übergang zum Analkanal und führt dadurch *zur Abknickung des Mastdarms im Bereich der Linea anorectalis*. Er fungiert als Schließmuskel des Mastdarms und wird daher auch als Musculus sphincter recti bezeichnet. Bei der Defäkation erschlafft der Muskel, so dass die Abknickung zwischen Mastdarm und Analkanal verstreicht und die Kotsäule nach hinten weitertransportiert werden kann (s.u.). Die Innervation erfolgt über den Plexus sacralis über Nervenfasern aus den Segmenten S3 und S4 des Rückenmarks. Eine Verletzung oder ein Funktionsverlust führen zu einer teilweisen Stuhlinkontinenz. Bei schweren Dammrissen (mit Schließmuskelriss (gemeint ist hier dann der M. sphincter ani externus) kann über diesen Muskel eine teilweise Erhaltung des Stuhlhaltevermögens aufrechterhalten werden.

2.4 Die Darmfunktion (Defäkationszyklus)

1. Die sakralen und ampullären Anteile des Rektums sind leer – Ruhezustand in größerer zeitlicher Entfernung von der Defäkation.	
2. Der sakrale Anteil ist gefüllt, der ampulläre noch immer leer. Der Douglasraum ist tief gelegen, die Querfalten sind in engem Kontakt. Es wird die Füllung der Ampulle durch Muskelkontraktion am Beckenboden verhindert. Es besteht kein Stuhldrang.	
3. Nun sind der sakrale und der ampulläre Anteil des Rektums gefüllt. Die Ausdehnung des ampullären Anteils bewirkt einen Druck auf den Becken-boden. Ein Stuhldranggefühl stellt sich ein, und der obere Anteil des Analkanals beginnt zu klaffen (während der anatomische Anteil des Analkanals durch einen inhibitorischen ano-rektalen Reflex) noch verschlossen bleibt. Die Querfalten sind nun auseinandergewichen und der Douglas steht hoch. Es besteht eine Kontinuität zwischen sakralem und ampullärem Anteil des Rektums, der M. puborectalis ist kontrahiert.	

4. Trichterförmige Öffnung der Ausgangsbahn und Austreiben des Stuhls. Eine koordinierte Entleerung verlangt die Relaxation des M. puborectalis und gleichzeitige steile Inklination des hinteren Perineums mit einem maximalen Deszensus des Perineums mit Druck auf den Beckenboden, ein Öffnen des Analkanals mit Relaxation des externen Sphinkters sowie die Verkleinerung des Volumens des Trichters mit einer Annäherung der Querfalten und einem Absenken des Douglasraums.

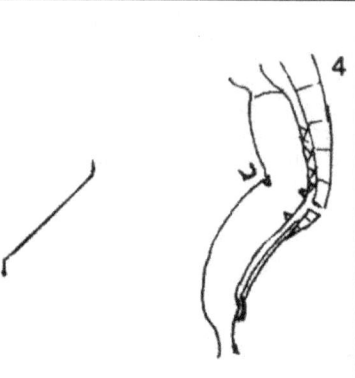

5. Ende der Austreibung. Diese beginnt mit dem oberen Segment, die Querfalten liegen einander an, der Douglasraum ist an seinem tiefsten Punkt angelangt. Die Ampulla recti ist geleert und isoliert vom sakralen Anteil. Die Hohlorganstruktur ist kollabiert, die einzelnen Strukturen sind wieder erkennbar (Angulationen, Relief, Falten).

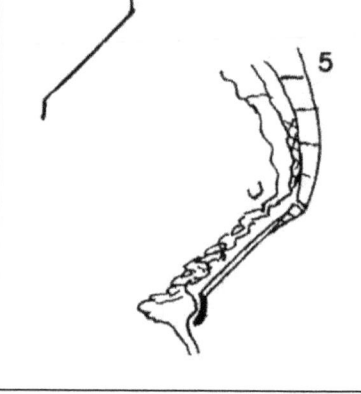

6. Kontraktion des Beckenbodens mit Elevation des Deszensus perinei, erneuter Angulation und Kontraktion des Sphinkterapparates.

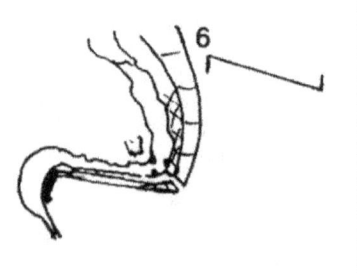

Kapitel 3 Krankhafte Veränderungen im Bau des Beckenbodens

3.1 Die vordere Scheidensenkung (Descensus vaginae anterior)

Einer der häufigsten und offensichtlichsten Defekte, dem wir begegnen, ist der sog. Descensus vaginae anterior, die Senkung der Scheidenvorderwand, im Volksmund oft als „Blasensenkung" bezeichnet, was, wie Sie sehen werden, nicht immer ganz korrekt ist.

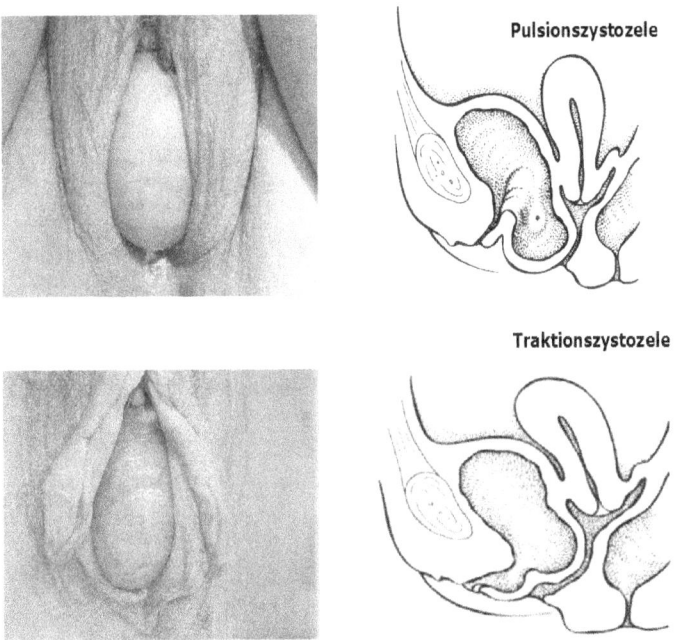

Abb. 13: Pulsions- und Traktions(zysto-)zele sind zwei Formen der vorderen Scheidensenkung (die sog. „anterior-kraniale Enterozele [s.u.] ist die dritte)

Aus therapeutischen Überlegungen heraus muss zwischen dem Mittellinien- oder medianen Defekt (der sog. Riss- oder Pulsions[zysto]zele) und dem seitlichen oder lateralen Defekt (der sog. Überdehnungs- oder Traktions-[zysto]zele), der ein- oder beidseitig auftreten kann, unterschieden werden (Abb. 13). Während es sich bei der *Pulsionszystozele* um einen Defekt in der zwischen Blase und Scheide gelegenen Bindegewebsschicht in der Mittellinie handelt, fehlt der Scheide bei der Traktionszele die laterale Aufhängung im Bereich des Arcus tendineus fasciae pelvis (vgl. Abb. 1 und 5).

Bei der nicht voroperierten Scheide erkennt man den medianen Defekt durch die über der sich vorwölbenden Scheidenwand verstrichenen quer verlaufenden Scheidenhautfalten (Rugae vaginales) bei erhaltenen seitlichen Scheidengruben (die die Grenze zwischen Vorder- und Seitenwänden ausbilden, den sog. Sulci laterales).

Der *laterale Defekt* ist gekennzeichnet durch ganz oder teilweise verstrichene seitlichen Gruben bei über dem sich vorwölbenden Anteil der Scheidenwand erhaltenen Falten (Abb. 13). Behandelt man den medianen Defekt (eine echte Hernie im Bindegewebe zwischen Blase und Scheide) im Sinne eines Lateraldefektes, erweitert man die Bruchpforte. Umgekehrt führt eine Raffung des (intakten) Bindegewebes unter der Blase zu einem Zug auf die seitliche Fixierung. Der Defekt nimmt hier zu, es findet keine kausale Therapie statt.

3.2 Die Senkung der Scheidenhinterwand (Abb. 14) („Darmsenkung") [lat.: Descensus vaginae posterior]

Bei der Rektozele (Abb. 14) kommt es zu einem Vorfallen (verschiedenen Ausmaßes) der Scheidenhinterwand mit der darunter gelegenen Enddarmampulle (Ampulla recti).

Der Defekt in der Bindegewebslamelle zwischen Scheide und Darm (der sog. „Lamina rectovaginalis") kann auch hier in der Mittellinie oder seitlich gelegen sein. Eine dritte Möglichkeit ist der quer verlaufende Defekt oberhalb des Dammes (vgl. auch Abb. 24)..

Die Ausdehnung des Rektums in die benachbarte Scheide führt zu einem Eintrocknen des angesammelten Stuhls. Häufig resultieren daraus Entleerungsprobleme des Enddarms, der Stuhl „will" nicht austreten, sondern drückt eher in Richtung Scheide. Nachhelfen mit Gegendruck (Finger in der Scheide/auf dem Damm) ist oft hilfreich. Da die Bindegewebsschicht im Bereich zwischen Scheide und Enddarm ohnehin sehr dünn und kaum tragfähig ist und die Fixierung des narbigen Gewebes große Schwierigkeiten macht, ist man in der operativen Sanierung auf alternative Verstärkungsmethoden angewiesen. Die auf Eigengewebs-verwendung basierende OP-Technik (sog. autologe Rekonstruktion) verwendet hierzu zum Beispiel den Levatormuskel. Vorab sei schon angemerkt, dass die Menge und Qualität des Bindegewebes hier dessen „Raffung" in der Regel gar nicht zu lassen. Es gilt auch hier, dass die Raffung in der Mittellinie zu einer Schwächung lateral führt. Eine Unterpolsterung der Scheidenhinterwand durch in der Mittellinie zusammengeraffter Levatormuskulatur zwischen Scheide und Rektum ist unphysiologisch (unnatürlich). Das Verziehen des Muskels führt neben dessen Muskelzelluntergang (= Atrophie) je nach Höhe der Vereinigung zu Störungen/Schmerzen beim Geschlechtsverkehr und unter Umständen zu einer Störung des Ablaufs der Darmentleerung. Sie kann zudem einen nachteiligen Effekt auf die Harnabdichtung haben.

Ein „Sonderfall" der Scheidenwandsenkung durch Absenken des Bauchfellsackes ist die sog. Enterozele. Die Enterozele (Abb. 14) ist ein Vorfall des Peritonealsackes in die Bruchpforte. Dieser Vorfall kann hinten und über der Rektozele gelegen sein oder aber auch durch Überdehnung der vorderen Scheidenwand bei relativ gut fixiertem Scheidengrund (nach Kaiserschnitt oder Gebärmutterentfernung zum Beispiel) vorn als „Zystozele" imponieren.

Klarheit bringt in diesen Fällen häufig erst die bildgebende Diagnostik (Ultraschall, vom Damm aus durchgeführt = Perinealsonographie).

Abb. 14: Die Formen der hinteren Scheidensenkung

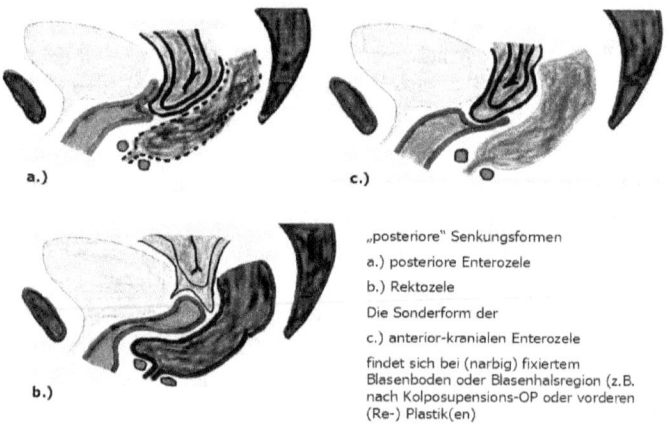

a.)

c.)

b.)

„posteriore" Senkungsformen
a.) posteriore Enterozele
b.) Rektozele
Die Sonderform der
c.) anterior-kranialen Enterozele
findet sich bei (narbig) fixiertem
Blasenboden oder Blasenhalsregion (z.B.
nach Kolposupensions-OP oder vorderen
(Re-) Plastik(en)

Behinderungen der oberen Darmpassage (Dünndarm und obere Anteile des Dickdarms) sind aufgrund der Größe der Bruchpforte eher selten, allerdings kann bei der gynäkologischen Untersuchung bisweilen die Darmbewegungen (Peristaltik) hinter der Vaginalhaut wahrgenommen werden. Sie behindern, wie die Rektozelen (s.o.) auch, vorwiegend durch die Vorfallstendenz und damit das Scheuern der Scheidenhaut durch den Vorfall mit Wundsein und Schmerzen.

3.2.1 Anatomische Störung, die gynäkologisch als „Rektozele" imponieren

Die Herniation der Rektumvorderwand in die Scheide bezeichnet man als Rektozele. Eine posteriore Form existiert ebenfalls, kommt aber bei Frauen kaum vor. Oft ist die Rektozele asymptomatisch. Klagen treten vor allem dann auf, wenn folgende Konditionen kombiniert sind:

Die „klassische" Form der anterioren Rektozele (die posteriore spielt in diesem Kontext keine Rolle und ist auch eher selten) führt zu einer suprasphinktären Abweichung der Faeces bei dem Versuch der Entleerung in Richtung Scheidenlumen. Durch verzögerte Entleerung und Eindickung durch Wasserentzug kommt es zu „Hasenkötel"-Stuhl. Digitale Manipulationen sind bisweilen nötig (a).	Die Distensionsrektozele, die ebenso mit Stuhleindickung und Digitalisierung einher geht ist häufig kombiniert mit einer Störung im Ablauf der Defäkation (z. B. sphinktero- muskuläre Dyssynergie). Die Distension führt nicht nur zur Ausbildung der Bildes einer vaginal erkennbaren Rektozele, sondern auch zu einer relativen Verkürzung des Analkanals und damit zum Symptom der Inkontinenz (b).	Eine die anteriore Rektumwand betreffende (inkomplette) Intussuszeption führt aufgrund eines sich ausbildenden Ventilmecha- nismus zur Entleerungs- störung (Leitsymptom) und in deren Folge zu einer Distension mit Ausbildung einer Rektozele. Die Ansammlung findet sich in aller Regel oberhalb der „Ventilklappe", die „Rektozele" kann damit auch als „Enterozele" imponiert (c).
(a)	(b)	(c)

1. digitale Manipulationen in Scheide oder Ampulle, um den Stuhl in den analen Kanal und damit zum Austritt zu bringen

2. Entleerungsstörung der Rektozele mit mehr oder weniger komplettem Stuhlverhalt und den entsprechenden Folgen (Verhärtung, erfolgloses Pressen, Einläufe, Digitalisierung), die sich z.B. in einer Defäkographie/dyn. Beckenboden-MRT darstellen lässt. Aufgrund einer Schwächung der zirkulären Muskelfasern durch die Zelenbildung im unteren Rektum kann es neben dem Stuhlverhalt zu einer Reduktion von Länge und Tonus des internen Sphinktermuskels kommen. Dies lässt sich in der Defäkographie am besten am Ende der Pressphase darstellen. Durch die Überdehnung

wird die propriozeptive Sensibilität gestört. Dies hat wahrscheinlich über eine Störung des recto-anal inhibitorischen Reflexbogens eine progressive Öffnung des oberen Analkanals zur Folge. Damit kommt es zur Manifestation einer analen Inkontinenz.

Die hohe Rektozele ist meist assoziiert, manchmal auch maskiert durch eine rekto-rektale supraanale Intussuszeption. Insgesamt finden sich Rektozelen (hohe und tiefe) aber recht häufig assoziiert mit einem anterioren Rektummukosaprolaps (vgl. vorstehende Tabelle).

Auf zwei Arten ist damit die Defäkation gestört:
1. Stuhlverhalt durch Ablagerung – Eintrocknung – Pressdruck wirkt in die falsche Richtung (vaginawärts)
2. Invagination der Rektumvorderwand – Ventilmechanismus – Verlegung des Analkanals.

3.3 Die Senkung der Gebärmutter (Descensus uteri) oder des Scheidengrundes nach Gebärmutterentfernung (Descensus apicis vaginae) (Abb. 15)

Die Gebärmutter ist im Becken in einem Geflecht von Gewebsverstärkungen verankert, die bisweilen noch/auch als „Ligamente" (Bänder) bezeichnet werden, obwohl sie im feingeweblichen Sinn nicht in allen Kriterien einem „echten" Band entsprechen (was aber für sie klinische Anwendung eher akademisch ist). Bei der Senkung sind diese Bänder mehr oder weniger gelockert, überdehnt, ganz selten gerissen. Das Ausmaß der Senkung hängt aber vom Begleitschaden im Bereich des Beckenbindegewebes bzw. der Fixierung der Scheide in ihrer seitlichen Umgebung ab. Je tiefer die Gebärmutter nach unten tritt, desto ausgedehnter muss auch der seitliche Fixierungsdefekt der Scheiden wände sein, der der Gebärmutter diese Mobilitätssteigerung gestattet.

Diese Verbindungen sind in der Regel im Rahmen der Rekonstruktion nur zu „imitieren", eine „Raffung/Straffung" gelingt eher nicht.

Es handelt sich dabei um folgende Strukturen, deren Namen im Zusammenhang mit den Operationen immer wieder einmal auftauchen werden:

- ► Ligamentum pubozervikale (Schambein ⇨ Gebärmutterhals (Zervix)
- ► Ligamentum vesicouterinum (Blasenpfeiler) das Ligamentum cardinale (das „breite" Mutterband vom Gebärmutterhals zum seitlichen Beckenbindegewebe – führt sie Gefäße an die Gebärmutter heran)
- ► das Ligamentum sacrouterinum (von der Zervixhinterwand zum Kreuzbein [=Sakrum])
- ► das Lig. rotundum (rundes Mutterband – vom Gebärmutterkörper seitlich oben durch die Leisten in die Schamlippen).

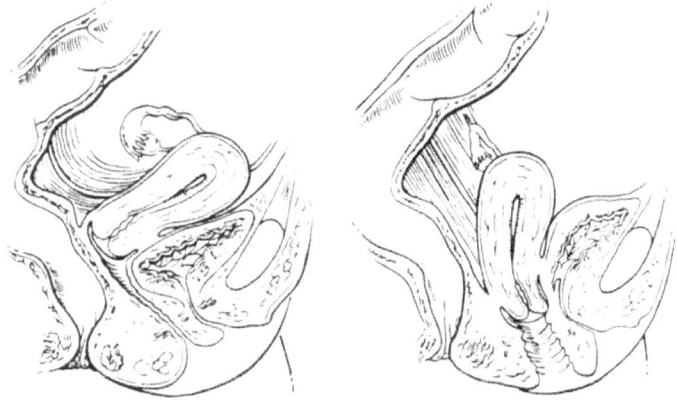

Abb. 15: Senkung der Gebärmutter – hier noch Grad I

Man klassifiziert die Senkung nach Graden (Abb. 16):

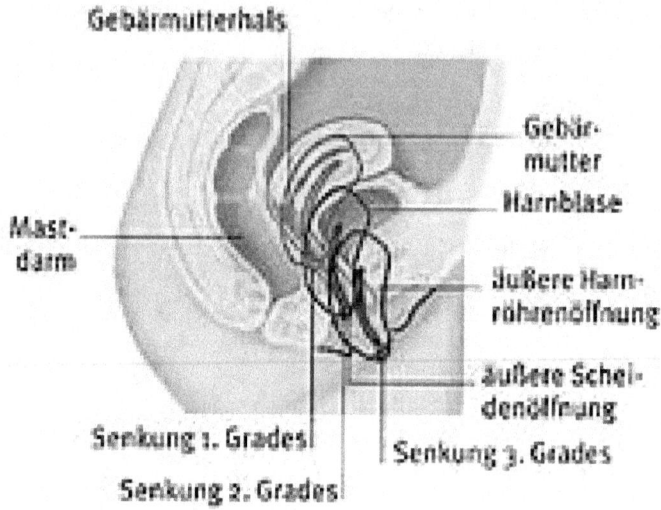

Abb. 16:

I.°: Senkung des Gebärmuttermundes bis zum Scheideneingang

II.°: Muttermund tritt aus dem Eingang heraus und

III.°: Die Gebärmutter ist größtenteils vor der Scheide

Kapitel 4   Die wesentlichen Funktionsstörungen des Beckenbodens und ihre Ursachen

Senkungsleiden entstehen durch ligamentäre und/oder muskuläre Defekte im Beckenboden. Entsprechend der verschiedenen Mechanismen der Stabilisierung der Lage der Organe im Becken durch
- muskuläre Kontraktion (Abb.17 links)
- ligamentäre Fixierung (Abb. 17 rechts) und
- einem Klappenventilmechanismus auf der Levatorplatte (Abb. 18)

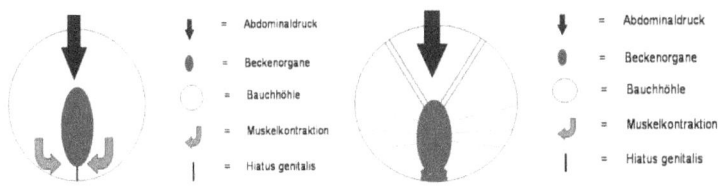

Abb. 17 (links): Stabilisierung der Lage der Beckenorgane durch Kontraktion der Beckenbodenmuskulatur
Abb. 17 (rechts): Stabilisierung durch Ligamente

Abb. 18 (unten): Stabilisierung durch den Levatormuskel

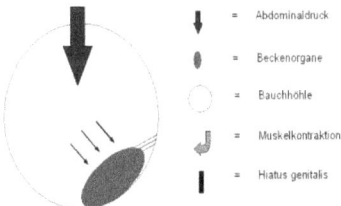

Entscheidend für die Entwicklung eines Deszensus ist der Druck, der auf den Beckenboden einwirkt. Ungünstig wirken sich also zusätzliche, mit intraabdomineller Druckerhöhung einhergehende

Erkrankungen aus (z.B. chronisch-obstruktive Lungen-erkrankungen/Asthma). Die negativen Auswirkungen der Adipositas sind nicht Folge der Masse, da der Druck, den eine Flüssigkeitssäule auf jeden Quadratzentimeter seiner Unterlage ausübt allein von der Höhe der Säule und nicht von ihrem Durchmesser abhängig ist. Doch führt die Adipositas zu einer Veränderung in der Beckenneigungsachse. Damit wird die Fläche, auf die der Druck wirken kann größer und damit wird die Belastung stärker. Der Druck geht in die Weichteile des Beckenbodens [Abb. 19 (A)], anstatt, wie vorgesehen, auf die knöchernen Strukturen Symphyse und Kreuzbein(höhle) [Abb. 19 (B)]:

(A)   (B)

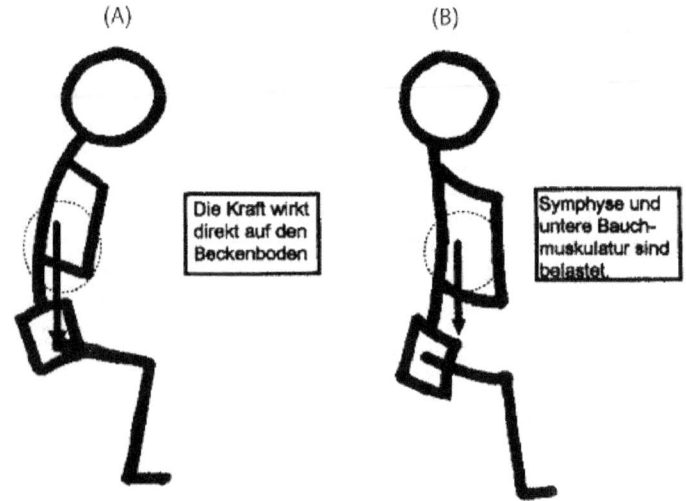

Die Kraft wirkt direkt auf den Beckenboden

Symphyse und untere Bauch-muskulatur sind belastet.

Abb. 19: Haltung und Wirbelsäule/Beckensynergismus

Funktionstüchtige Beckenbodenstrukturen haben neben der strukturellen auch die neuro-muskuläre Intaktheit zur Voraussetzung. Eine muskuläre Funktionsstörung kann hierbei durch direkte Schädigung des Muskels hervorgerufen werden. Bedeutsamer sind aber die *neurogenen* Funktionsstörungen durch

Innervationsstörung (z. B. durch Geburtstrauma). (Neuro-)muskuläre Störungen führen zu einer unphysiologischen Belastung der Faszien und Ligamente und damit zu deren sekundärer Schädigung im Sinne einer Überdehnung. Hieraus resultieren Lageveränderung und Funktionsstörung. Diese Absenkung der Organe des Beckenbodens geht dann oftmals einher mit einer schüsselförmigen Absenkung der Muskulatur (des Levators), genannt Descensus perinei (Abb. 15).

Diese Funktionsstörung schließt die darauf basierende Entstehung der Inkontinenz in Form von Belastungs– und Dranginkontinenz ein. Dieser Zusammenhang ist gleichzeitig die theoretische Basis für die physiotherapeutische Behandlung des weiblichen Beckenbodens. Diese kann konventionell oder aber elektrotherapeutisch unter Einbeziehung des Biofeedback erfolgen. Er ergibt den Hintergrund für eine moderne Pessartherapie. Sie ist bereits zu einem Zeitpunkt indiziert, wo die Elastizität des Gewebes eine gewisse Rückbildung der manifestierten (ligamentären) Überdehnung erwarten lässt, nämlich postpartal.

Muskuläre Funktionsstörungen des Beckenbodens durch direkte muskuläre oder indirekte neurogenen Schädigung sind im Rahmen der Entstehung des Senkungsleidens sicherlich bedeutsam, einer chirurgischen Behebung aber nur in geringem Umfang zugänglich, z. B. durch Ersatz muskulärer Strukturen durch alternative Materialien (Naht, Implantate).

Es sind vor allem die ligamentären, bindegewebigen Defekte, die der chirurgischen Therapie zugänglich sind.

4.1 Die Störungen im Bereich der Beckenbodenfaszie

4.1.1 Anatomische Defekte

Die Störungen im Bereich der endopelvinen Faszie und der an der Fixierung der Beckenorgane beteiligten ligamentären Strukturen sind mannigfaltig, auch was deren unterschiedliche Kombinationen angeht.

Die vorgestellte Betrachtungsweise verdeutlicht allerdings gut, dass es sich bei den faszialen Defekten im Bereich des Beckenbodens um zu den Bauchdeckenfasziendefekten in Analogie stehende morphologische Störungen handelt. Mit andern Worten: wir müssen das weibliche Senkungsleiden morphologisch und funktionell als Bruch (Hernie) begreifen und auch als solche behandeln.

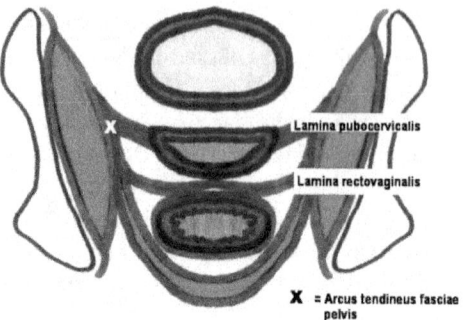

Abb. 20: Die Blätter der Beckenbodenfaszie (endopelvine F.)

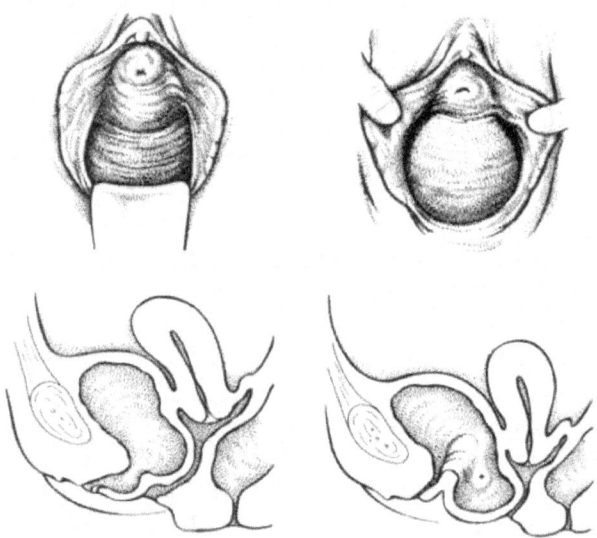

Abb. 21: Pulsionszele (rechts) und Traktionszele (links) bei Descensus vaginae anterior

Abb. 22 a-c : Schema und Ultraschallbild mit und ohne Lateraldefekt
a: normale Anatomie und Sonoanatomie
b: unilateraler Defekt (anatomisch und abdominalsonographisch)
c: bilateraler Defekt (anatomisch und abdominalsonographisch)

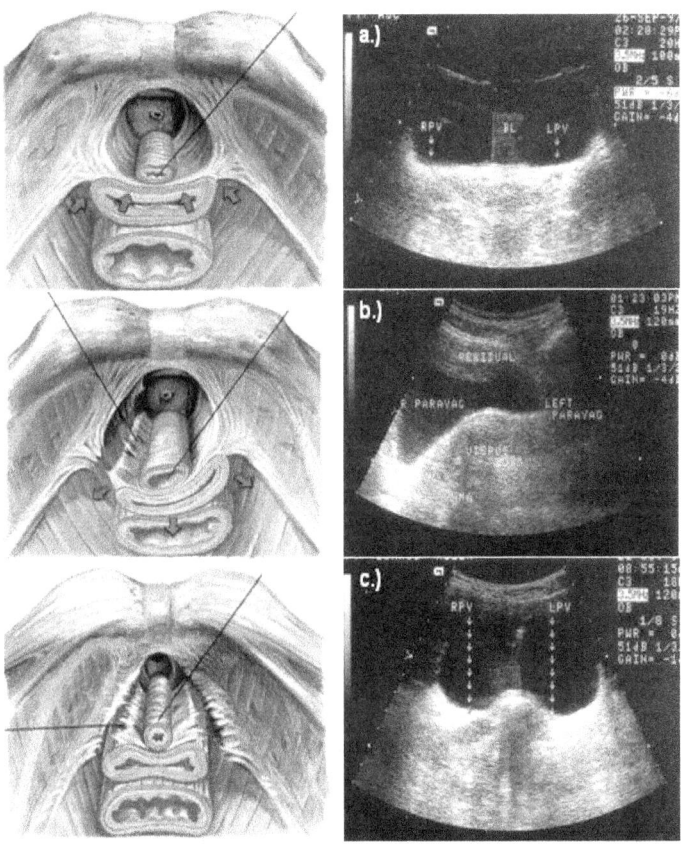

Einer der häufigsten und offensichtlichsten Defekte dem wir klinisch
begegnen ist die Vorderwandsenkung (Deszensus vaginae anterior).

Aus therapeutischen Überlegungen heraus muss zwischen dem *medianen Defekt (Pulsionszele)* und dem *lateralen Defekt (Traktionszele)* (Abb. 21), der ein– oder beidseitig auftreten kann (vgl. Abb. 22), unterschieden werden.

Die Lockerung der Anbindung der vorderen Scheidenwand an die Verbindungsstelle der beiden Beckenwandmuskeln (Musculus levator ani und M. obturatorius internus) (man nennt eine solche musklulo-muskuläre Verbindung auch „Aponeurose") an der seitlichen Beckenwand führt zu einer Traktionszele, einem sog. „lateralen" (med. für „seitlich") Defekt. Die Lockerung kann auch ein Abriss sein, das stellt man in der Regel erst intraoperativ fest, ist aber für die (nicht-) operative Behandlung nicht bedeutsam.

Bei der Rektozele (Abb. 23) kommt es zu einer Protrusion (verschiedenen Ausmaßes) der Scheidenhinterwand mit der darunter gelegenen Rektumampulle. Der Defekt in der Lamina rectovaginalis kann auch hier median oder lateral gelegen sein. Eine dritte Option ist der quer verlaufende Defekt oberhalb des Perinealkeils (Abb. 24). Die Ausdehnung des Rektums in die benachbarte Scheide führt zu einem Eintrocknen des angesammelten Stuhls. Häufig resultieren Defäkationsprobleme. Da die Bindegewebsschicht im Spatium rectovaginale ohnehin sehr dünn und kaum tragfähig ist und die Fixierung des narbigen Gewebes große Schwierigkeiten macht, ist man in der operativen Sanierung auf alternative Verstärkungsmethoden angewiesen. Die autologe (= mit Eigengewebe durchgeführte) Rekonstruktion verwendet hierzu zum Beispiel den Levatormuskel.

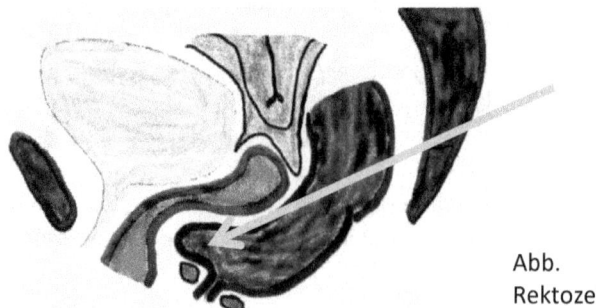

Abb. 23: Die Rektozele (Pfeil)

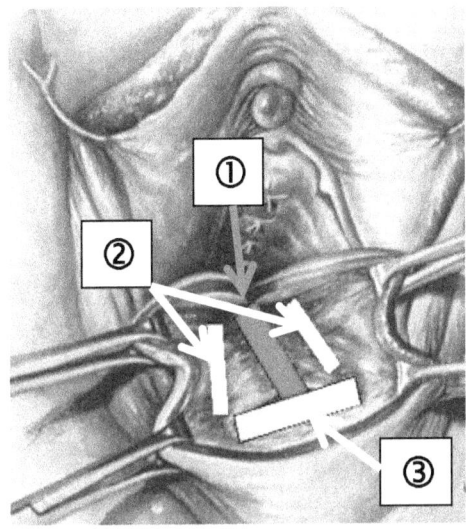

Abb. 24: mögliche Defektlokalisationen im Bereich des rekto-vaginalen Raumes:
①: Mittellinie
②: Lateraldefekt
③: quer, parallel zum Perinealkeil

4.1.2 Die funktionelle Bedeutung der anatomischen Defekte

Eine Lockerung der elastischen Membran „Scheide" z.B. durch Altern/Geburten entspannt die suburethrale Hängematte. Dadurch können die an beiden Seiten ansetzenden Muskeln das Urethralrohr nicht mehr schließen. Es kommt zum belastungsabhängigen Urinverlust (Stressinkontinenz).

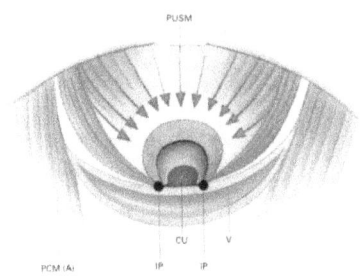

Abb. 25: Das Zusammenspiel zwischen Muskel (PUSM) und Faszie zur Abdichtung der Harnröhre (CU) ist hier deutlich zu sehen. Nur ein (bei IP) fixierter Muskel kann bei Kontraktion (Pfeile) auch eine Abdichtung bewirken.

Die gleiche Lockerung („Laxizität") versagt beim Unterstützen der Blase. Unter zunehmender Füllung werden die Dehnungsrezeptoren (R) vorzeitig erregt (stimuliert) (Abb. 26).

Abb. 26:
Die Bedeutung der Scheiden-schlaffheit (durch seit-lichen Fixie-rungsdefekt) für die Drang-entstehung (nach Prof. Petros)

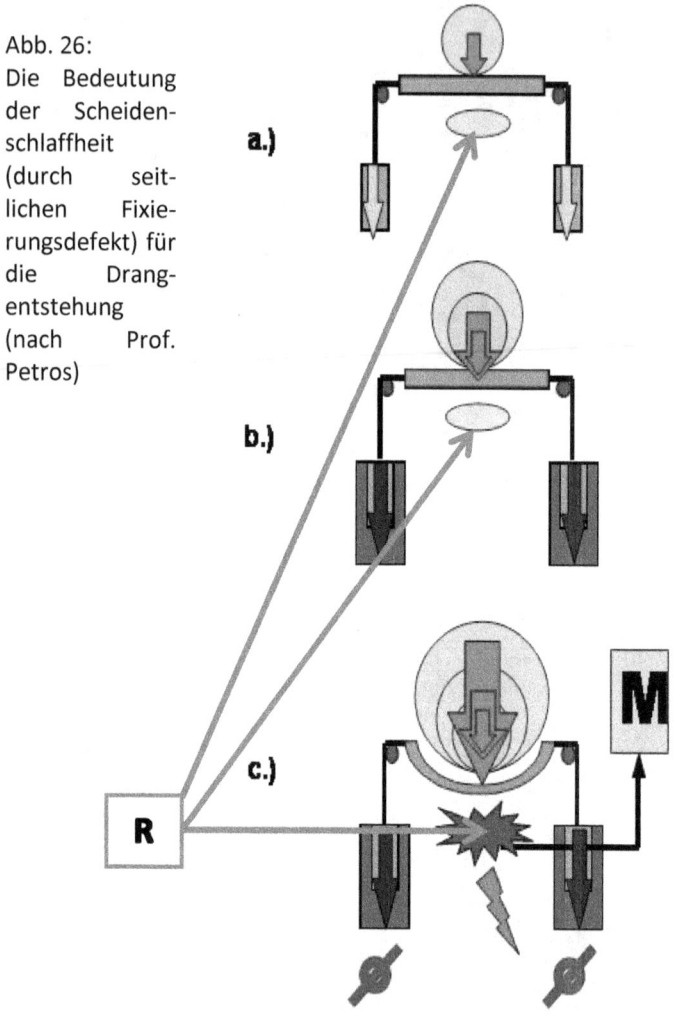

Dadurch entfällt die Hemmung (Inhibition) des Blasenmuskels (Detrusors) bei niedrigen Füllungsvolumina durch höhere Zentren – Frequency (hohe Frequenz des Wasserlassens), Urge (Drangprobleme) und Nykturie (häufiges nächtliches Wasserlassen) können Folge sein (Abb. 9). Die Trampolin-Analogie ist hierfür ein gutes Bild.

Die Restitution der Anatomie ist hier Voraussetzung für die Heilung der Symptome. Da die Vagina als Organ nicht regenerieren kann, führt die sehr großzügige (exzessive) operative

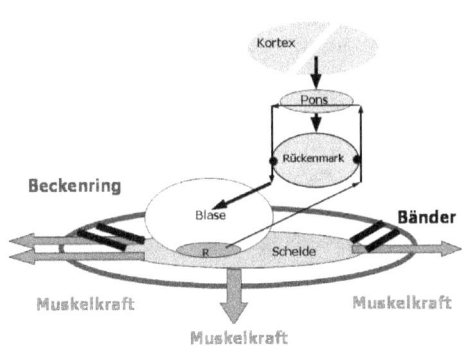

Abb. 27: Trampolinanalogie nach Petros

Entfernung (Resektion) überschüssiger Vaginalhaut im Rahmen der Deszensuschirurgie zu späten Problemen (Dyspareunie (Schmerzen beim Verkehr), Blasenschwäche), da das Narbengewebe im Alter weiter schrumpft. Elastizität wird aber benötigt, damit die stärkeren Rückwärtsmuskelkräfte die schwächeren Vorwärtsmuskeln nicht dominieren. Dies würde letztlich zu einer Blasenhalsöffnung führen, wenn das Signal zum Schließen kommt. Dies geschieht ebenso, wenn die Scheide bei Deszensusoperationen exzessiv gestreckt wird (vgl. Abb. 29).

Der Uterus spielt in der Architektur des Beckens die gleiche Rolle wie der Stein am Scheitelpunkt einer Deckengewölbe- oder Kuppelkonstruktion. Als Ansatz der hinteren Bänder und damit der nach unten ziehenden Muskelkräfte kann seine Entfernung zu einer Schwächung der Fixierung und damit zum Deszensus führen. Dies wiederum bedingt Blaseninstabilität, Entleerungsprobleme und Beckenschmerzen. Blasenprobleme treten bei 18% der Patientinnen

45

nach Gebärmutterentfernung auf. Die Integraltheorie lehrt uns auch, mehr Wert auf die Rolle des Bindegewebes zu legen. Die gleichen anatomischen Defekte im Bindegewebe können Deszensus, Harn– und Stuhlinkontinenz hervorrufen, die Reparatur dieser Bindegewebsdefekte kann diese Symptome größtenteils beheben. Aber: die Kontrollmechanismen der im Becken wirkenden Kräfte funktionieren nicht nach einem linearen Prinzip – daher können die Symptome von Tag zu Tag variieren oder auch auftreten, ohne dass der typische anatomische korrespondierende Defekt vorliegt: selbst ein geringer Deszensus (I.°) kann deutliche Symptome hervorrufen (Abb. 28/29).

Diese Bindegewebsdefekte, häufig Schwangerschafts– und Geburtsfolge, treten vor allem an vier verschiedenen Stellen (Prädilektionsstellen) besonders gerne auf:

1. Suburethrale Hängematte (Scheidenanteil unter der Harnröhre) und Ligg. pubourethralia (Bänder vom Schambein zur Harnröhre – Abb. 4)
2. Zystozele und Defekt im Bereich des Arcus tendineus fasciae pelvis (s. Abb. 1)
3. Uterus-/Scheidengrundsenkung und Enterozele
4. Rektozele und Mukosaprolaps des Rektum (Vorfall der Enddarmschleimhaut).

4.1.3 Praktische Bedeutung

1.) Senkungserkrankungen sind Brüche (Hernien) und werden analog zu den Prinzipien moderner chirurgischer Hernienversorgung operativ behandelt – nämlich spannungsfrei (und netzunterstützt).

2.) Defekte Bänder können nicht repariert werden. Wir müssen neue Bandstrukturen formen, indem wir den Körper anregen, um Matrixgewebe aus Kunststoff oder anderen Materialien (z.B. früher verwendete Schweinekollagenmatrix) neue Bänder zu formen.

Daraus ergibt sich für das praktische Vorgehen (nach Prof. Petros):

- Scheidenvorfall und das (ringförmige) Einstülpen der Schleimhaut des Enddarmes (koloproktologisch: Intussuszeption) sind analoge Vorgänge. Auch in der urogynäkologischen Chirurgie müssen wir die Seitenwände der Scheide neu fixieren, um ein weiteres Prolabieren zu verhindern (aktiv durch Nähte = sog. vaginale laterale Vaginopexie, ATOM-OP oder OP nach Richardson); (passiv durch Fixierung nach Implantateinbringung = Scheidenhinterwandkorrektur (posterior repair) mit z.B. Seramesh® oder Einbringen eines sog. post. SerATOM®).

- Defekte Bänder werden durch Implantate (sog. monofile makroporöse Prolene-Implantate) ersetzt (TVT® (Pubo-urethralligament = PUL)), Serasis® (PUL, Sakrouterinligamente (SUL)), Serasis-TO® (Hängematte und Anbindung an PCM(A))

- Postoperativer Schmerz kann dadurch vermieden werden, dass man die somatisch innervierten Areale nicht tangiert. Die Scheide selbst hat, wie der Darm, eine viszerale Innervation und reagiert daher nur auf Kompression (ausgedehnte Gewebsentfernung!), nicht aber auf Schneiden und Nähen.

- Postoperative Harnverhaltung resultiert unter anderem aus zu straffen Nähten (s. oben) im Bereich des Blasenhalses. Diese verhindern das Öffnen des Blasenhalses zur Miktionseinleitung (typische "Komplikation" der klassischen OP nach Burch). Das Wiedererlangen der Miktionsfähigkeit hängt von der Lockerung durch Belastung ab, diese wird aber nie wieder völlig erreicht (Narbengewebe). Auch starkes Straffen der vorderen Scheidenwand, Entfernung des hinteren Antagonisten zu intakten vorderen Kräften (Bänder/Muskeln) kann dies bewirken.

- Physiotherapie wirkt über eine belastungsinduzierte Stärkung der Muskulatur und der ligamentären Ansätze der Muskeln. Sie stellt die Voraussetzung für die operative Therapie dar. Wir werden später erörtern, warum die sog. EEMA-Stromtherapie hier ganz besonders günstig (den Muskelaufbau fördernd) zum Einsatz kommt.

Das bedeutet: **es gibt keine** [nicht **die** eine] „Standard-Operation"
nach dem althergebrachten Muster Stressinkontinenz ⇨ vaginale
Hysterektomie mit Plastiken.

Die Defekte müssen erkannt, beschrieben und behoben werden.
Hierbei muss berücksichtigt werden, dass eine Korrektur an einer
Stelle Auswirkungen auf das ganze System hat. Der Operateur muss
sich während des Eingriffes immer wieder fragen, welche
Auswirkung sein aktuelles Tun auf die Funktion des Systems haben
wird. Das bedeutet auch, dass es gelegentlich erforderlich ist eine
Sanierung in zwei oder drei Schritten mit einer ausreichenden Pause
zwischen den Eingriffen durchzuführen, um dem Gewebe Zeit zu
geben, sich zu erholen. Dann erst kann die Funktion eingeschätzt
werden und die persistierenden Störungen können adäquat
angegangen werden.

**Hier schon ein kleiner Blick, auf das, was später zu besprechen sein
wird:**

**Diese Erkenntnisse legen dann auch die generelle Strategie für das
operative Konzept fest:**

- ▶ Eine komplette Gebärmutterentfernung (totale
  Hysterektomie, früher gerne als „Totaloperation"
  bezeichnet) nur mit spezieller Indikation, der Erhalt des
  Gebärmutterhalses sollte in jedem Fall favorisiert werden,
  wenn dies medizinisch vertretbar ist
- ▶ Bei einer Hysterektomie überlegen, ob es als sinnvoll
  erscheint, die Mutterband- (Rotunda–) und seitlichen
  Beckenbindegewebs- (Cardinalia-) Stümpfe in der
  Mittellinie zu verbinden bzw. am erhaltenen
  Gebärmutterhals zu fixieren und ob diese Maßnahme
  (möglicherweise schon) ausreichend ist

Abb. 28: Defekte und die möglicherweise daraus resultierenden Funktionsstörungen

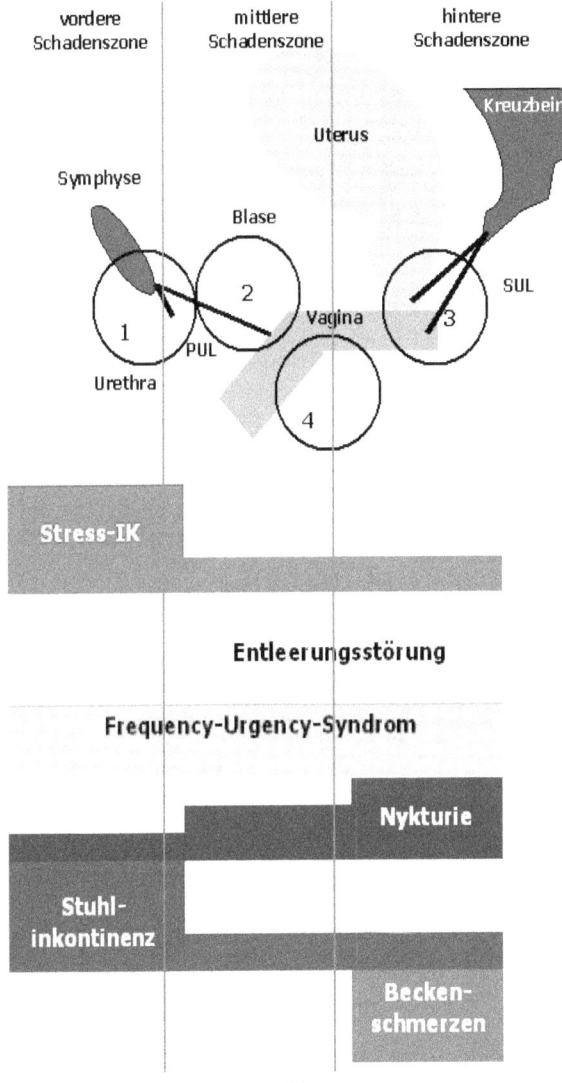

DI = ein Kampf zwischen Öffnungs- (Ö) und Verschluss- (S) reflexen

DI: „unreife" Bahnung des Miktionsreflexes.

Bei neurologisch bedingter DI (z. B. MS), erlaubt eine Störung der inhibitorischen Kerne/Fasern afferenten Impulsen (schwarze Punkte) ungehemmt zur Pons zu gelangen und dort die Efferenz zu bahnen

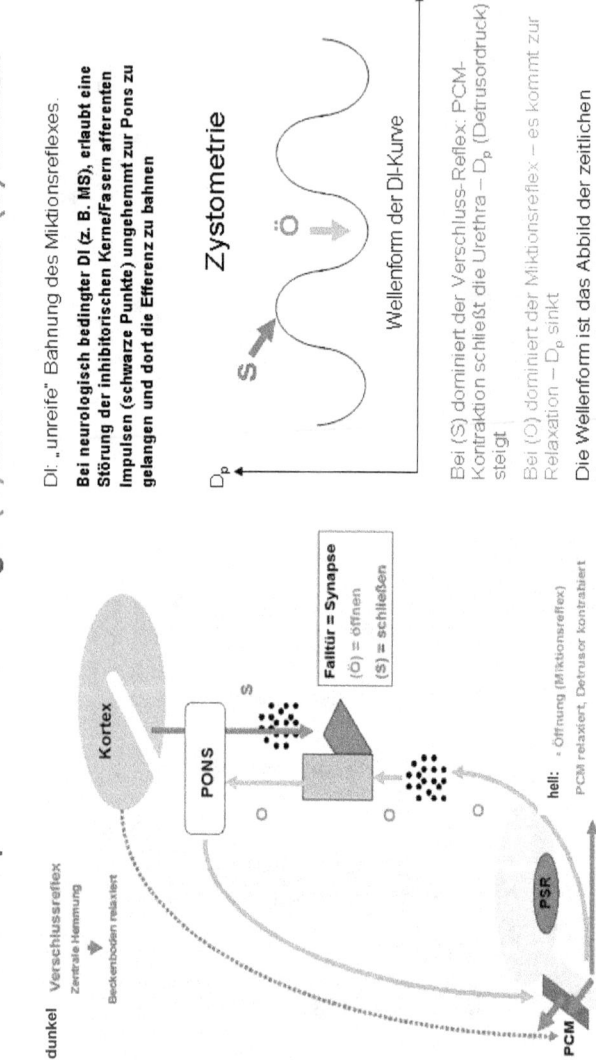

Zystometrie

Wellenform der DI-Kurve

Bei (S) dominiert der Verschluss-Reflex: PCM-Kontraktion schließt die Urethra – D_p (Detrusordruck) steigt

Bei (Ö) dominiert der Miktionsreflex – es kommt zur Relaxation – D_p sinkt

Die Wellenform ist das Abbild der zeitlichen Verzögerung zwischen Aktivierung von (Ö) und (S) im Feedback-System

dunkel Verschlussreflex
Zentrale Hemmung
Beckenboden relaxiert

Kortex

PONS

S

Falttür = Synapse
(Ö) = öffnen
(S) = schließen

hell: „ Öffnung (Miktionsreflex)
PCM relaxiert, Detrusor kontrahiert

PSR

PCM

Abb. 29: Ein anatomischer Erklärungsversuch zur Entstehung der Detrusorinstabilität (DI)

- Bei gleichzeitiger relevanter Gebärmuttersenkung ist der Ersatz der Sakrouterinligamente durch eine sog. „infracoccygeale Sakropexie mit monofilem hülsenfreien Band" (Serapren®) oder bei zu langer Scheide eine bilaterale Vaginaefixatio sacrotuberalis mit geflochtenem nicht-resorbierbaren Fadenmaterial (z.B. Sulene®) **evtl.** eine Option, immer abhängig vom Gesamtzustand des Beckenbodens, den Belastungsanforderungen, den individuellen Vorgaben durch die Patientin (Gewicht, Beruf, Sport,...) und evtl. auch fokaler bestehender Schmerzpunkte oder Punkte gesteigerter Sensibilität im Zusammenhang mit der Vorbeugung postoperativer Schmerzzustände, u. U. auch beim Geschlechtsverkehr. Alternative: die abdominale Sakrokolpopexie.
- Die operative Korrektur beginnt in der Regel hinten (posteriores Kompartiment)
- Sie umfasst in der Regel **nicht** deszensus– und inkontinenzchirurgische Maßnahmen in einer Sitzung – der Übersicht der Symptomatik wegen und weil nur in einem gewissen Prozentsatz der Fälle eine die Harnröhrenkontinenz wiederherstellende Maßnahme erforderlich wird
- **3-4 Monate** Heilungszeit sollte man einkalkulieren, bevor der nächste operative Schritt erfolgen kann (in vielen Fällen dann die zweizeitige Implantation eines mitturethralen spannungsfreien Scheidenbandes [sog. „TVT"-OP]).
- keine (überschießende) Resektion von „überschüssigem" Gewebe – evtl. Breite in Länge umwandeln und eventuell mit deepithelialisierten Brücken aus Scheidenhautlappen versuchen, die Scheidenwand zu stabilisieren, wenn wirklich **massiver** Gewebsüberschuss besteht (ist sehr selten der Fall)
- bei Enterozelen-OP Raffung und Verstärkung des Peritoneum [unter Einbeziehung des wahrscheinlich ohnehin eingebrachten Implantats]

- fehlt eigenes qualitativ ausreichendes Gewebe, wird dies durch Implantate ersetzt, bei der posterioren Korrektur wird ggf. zuerst das Bindegewebe um den Enddarm gerafft, dann das Implantat eingelegt

- im Rezidivfall oder bei fehlendem Eigengewebe/schlechter Gewebsqualität und großem Defekt bzw. kranialer Lokalisation des Defektes in jedem Fall Verwendung von Implantatmaterial, auch in der Primärsituation (Erstoperation) empfehlenswert

- Tamponade und Dauerkatheter der Blase für 24 - 48 Stunden, in Fällen ausgedehnterer Eingriffe am Beckenboden ist es sinnvoll, während der Operation einen Katheter über die Bauchdecke in die Blase einzulegen, sog. suprapubische Zystostomie oder suprapubischer Katheter (kurz: SPK), über den dann nach einigen Tagen ein sog. Blasentraining erfolgen kann. Im Prinzip handelt es sich hier um eine über den SPK leicht durchführbare Kontrolle der restharnfreien Spontanentleerung der Harnblase.

- Estriol prä– und postoperativ (oft auch als Dauertherapie sinnvoll/nötig)

- falls möglich keine Nähte im Bereich des somatisch innervierten Areals (Damm).

Kapitel 5   Die   diagnostischen   Methoden   in   der Urogynäkologie

Um ein Behandlungskonzept erstellen zu können, bedarf es in allen Fällen einer gewissen Diagnostik. Das muss nicht bedeuten, dass man Sie immer komplizierten technischen Verfahren unterziehen muss, diese sind für spezielle Fragestellungen wichtig und bedeutsam, meist kommt man mit den ganz einfachen Methoden und Techniken schon an das Ziel, nämlich eine effektive nicht-operative Behandlung anzubieten und einzuleiten.

Das Konzept der Diagnostik in der Urogynäkologie ist das einer Stufendiagnostik. Die einzelnen Komponenten bauen in aller Regel aufeinander auf, Inhalte höherer Stufen haben die Ergebnisse darunter gelegener Stufen zur Voraussetzung. Das urogynäkologische Basisdiagnostikum ist die

⇨**Anamnese.**
Durch die Erhebungen hier werden die Weichen für die zum Einsatz kommenden weiterführenden Untersuchungen gestellt. In der praktischen Anwendung kann sich diese Anamnese auch über mehrere Sitzungen hinziehen: Erstexploration und (die eventuelle) *Ausgabe eines Miktionstagebuches* z.B. in einer ersten Sitzung. In der nächsten dann Besprechung des Miktionstagebuches und ergänzende Exploration. Dies ermöglicht dem Arzt in der Niederlassung auch die annähernde Einhaltung seines üblichen Zeittaktes. Je nach Sachlage erfolgt in der ersten oder zweiten Sitzung dann die

⇨ gynäkologische Untersuchung mit
⇨ klinischer Inkontinenzuntersuchung
⇨ Restharn (Sonographie)
⇨ Urinuntersuchung und
⇨ morphologische Diagnostik (Perineal-/Introitus-Sonographie)
Evtl. mit einer Sonografie der ableitenden Harnwege.

Hierfür werden Sie *mit gefüllter Blase* in die Sprechstunde gebeten. Die Morphologie des Beckenbodensystems wird durch Inspektion und Palpation erfasst. Husten- oder anderweitige Provokationstests im Liegen und bei Bedarf im Stehen schließen sich an. Die Perinealsonographie (oder Introitussonographie) ergänzt dies. Ein sonographischer Blick auf die ableitenden Harnwege und Nieren kann dabei eingeschlossen sein. Abschließend werden Sie gebeten, in der Toilette eine Urinprobe abzugeben, die Blase möglichst vollständig zu entleeren und sich anschließend zur Restharnsonografie wieder einzufinden. Die Miktion sollte ohne Zeitdruck ermöglicht werden, um die Restharnsituation nicht zu verfälschen.

Falls es für die weitere Behandlung erforderlich ist, werden

- Zystometrie/Urethrometrie
- (Urethro-)Zystoskopie
- Uroflow bei Miktionsstörungen

im Intervall oder unmittelbar (je nach Organisation der urogynäkologischen Sprechstunde) geplant bzw. durchgeführt. Operationsvorbereitend kann das Spektrum ggf. noch erweitert werden, wenn es für die Planung des Eingriffs relevant sein sollte:
- Zystoskopie (Blasenspiegelung)
- Radiologische Verfahren (Darstellung der ableitenden Harnwege, des Darmanteils im Becken,...).

Besteht der Verdacht auf Vorliegen einer larvierten (durch die Senkung verdeckten) Harninkontinenz und besteht die Option, dies in der gleichen operativen Sitzung verbessern oder gar sanieren zu wollen [wovon wir in der Regel wegen der schlechten Vorhersagbarkeit des Resultates abraten müssen] (die Aussichten, dass sich nach morphologischer Restitution eine Kontinenz einstellt, besteht folglich nicht), dann sollte Diagnostik wie vor einer

Inkontinenz-OP betrieben werden. Besteht keine Inkontinenz (nach klinischer Prüfung [Reposition/Pessartest]), so ist keine Abklärung nötig. Bei einer Diskrepanz zwischen subjektiven Symptomen und Klinik sollte eher die volle Diagnostik ablaufen.

5.1 Urodynamik

Die Urodynamik hielt 1939 Einzug in die urologische Diagnostik: Lewis [A new clinical recording cystometry in J Urol 41 (1939): 638] beschrieb die Methode als erster. Die Blasendruckmessung setzt sich aus mehreren Komponenten zusammen:
Mit Hilfe des (fakultativen) **Uroflows** gelingt es eine Destrusorschwäche, Instabilitäten oder Abflussbehinderungen aufzudecken.
Obligate Komponenten sind die
- Zystotono- oder -manometrie und
- die Urethradruckprofile.

Bei der **Zystotonometrie** werden funktionelle Beziehungen zwischen Blase (Detrusor) und Urethra (Sphinkter) dargestellt, Kontraktilität und Compliance werden ermittelt.
Die **Urethradruckprofile** sind dazu geeignet, die Druckverhältnisse in der Harnröhre bei der Passage der Mess-Sonde wiederzugeben, hier können Funktionsstörungen, aber auch Phänomene wie der Quetschhahn-Mechanismus dargestellt werden. Das **Ruheprofil** und das **Stressprofil** der Harnröhre (Urethra) werden hier unterschieden und erstellt.
Der Ruhedruck (UVDR) setzt sich zusammen aus je 1/3 muskulärer, periurethraler (Gewebespannung in der Umgebung der Harnröhre) und vaskulärer (Gefäßfüllungszustand) Komponente.
Als Faustwert für einen normalen Urethraruhedruck subtrahieren wir das Alter der Patientin von 100 und erhalten den „Normwert" (Beispiel: eine 70-jährige Frau sollte noch einen maximalen Urethraruhedruckwert von mindestens 30 cm H_2O haben.

$$\boxed{\textbf{Norm: UVDR}_{\textbf{Ruhe}} = \textbf{100 cm } H_2O \textbf{ - Alter}}$$

Die urodynamische Untersuchung ist aufwändig, invasiv, etwas unangenehm für die Patientin und darum teuer. Die Delegation an nicht-ärztliches Personal ist daher (vor allem in der Niederlassung) gang und gäbe. Wichtig ist zu bedenken, dass sie auch hinsichtlich Drangabklärung nicht sicher ist (bis 50% falsch negativ — nur durch z.B. Langzeit-Urodynamik (24-Std.-Messung) erfassbar (Cardozo, 1998)). Sie ist heute forensisch wohl bedeutsamer als für die Klinik, aber gerade deshalb nicht mehr aus der Anwendung wegzudenken.

5.2 Weitere Diagnostika

Miktionstagebuch (wertvoll für die Evaluation und Verlaufskontrolle von Drang) oder z. B. der sog. „Pad-weighing-test"

5.2.1 Durchführung des Pad-Tests

Minute: 0 = Vorlegen einer gewogenen Vorlage
Minuten: 1—15 = sitzend 500 ml Tee trinken
Minute: 16—45 = Laufen, Treppensteigen
Minute 46—60 = 10 x Sitzen/Aufstehen, 10 kräftige Hustenstöße, 1 Minute am Platz springen, 5 x Objekt vom Boden aufheben, 1 Minute Händewaschen
Minute 61: Wiegen der Vorlage und Messen des Ausscheidungsvolumens

Normwerte sind hier nach ICS:

  < 2g = keine HIK
  2—10g = HIK I.°
  10—50g = HIK II.°
  > 50g = HIK III.°

Nach der Klassifikation der GIH gelten:

  bis 10g = sporadische HIK
  bis 25g = belastende HIK
  bis 50g = schwere HIK
  >50g = absolute HIK

5.3 Praktischer Ablauf einer urogynäkologischen Abklärung

Ich halte das folgende Vorgehen für in der Praxis gut handhabbar:

Basis: gründliche Anamnese
grundsätzlich: Harnwegsinfekt ausgeschlossen? ausreichende (lokale) Östrogenisierung?
wichtig: uro-gynäkologische Untersuchung
immer: morphologische Diagnostik (Inspektion und Ultraschall)
überlegen: probatorische Parasympatolytika-Therapie oder primär Urodynamik
überlegen: ist Zystoskopie nötig/sinnvoll
Urodynamik indiziert?

Keine Urodynamik in der Praxis ist nötig, wenn...

- die Hormonsituation schlecht ist
- die Belastungsinkontinenz anamnestisch und klinisch klar ist
- eine Mischinkontinenz vorliegt, die sich durch anhebende Maßnahmen (z. B. Pessare) bessert/verschwindet
- eine eindeutig motorische Urge-HIK vorliegt, die sich auf PSL bessert/verschwindet

5.4 Zusammenfassung

Urogynäkologische Diagnostik und Therapie bedeuten immer die Integration von Funktion und Anatomie. Dies ist bei der Interpretation der Befunde sowie bei der Erstellung therapeutischer Konzepte von großer Bedeutung. Des Weiteren lebt diese Disziplin von der guten interdisziplinären Zusammenarbeit mit Kolo-Proktochirurgen, Urologen, Hausärzten, Neurologen und Physiotherapeuten.

Kapitel 6 Die nicht-operativen Behandlungsverfahren in der Urogynäkologie

Es ist sehr schwierig die nicht-operativen Verfahren nach Behandlungen für (oder gegen) Inkontinenz von denen für (oder gegen) Senkung zu trennen, denn beides, so zeigten es die vorangestellten Kapitel, hat in seiner Entstehung eine sehr innige anatomische und funktionelle Verbindung. Darum werden wir das hier auch nicht tun.

Die Säulen konservativer Behandlungsverfahren sind

- die evtl. Korrektur eines lokalen Hormondefizits
- die Behandlung der Beckenbodenmuskulatur
- die Wiederherstellung einer an das Normale angenäherten Anatomie durch geeignete Verfahren (Pessare) und
- medikamentöse Behandlungsverfahren

6.1 Die Korrektur eines lokalen Hormondefizits

Mit den Wechseljahren beenden die Eierstöcke die Produktion von weiblichen Hormonen (für den Bereich Harnblase, Harnröhre und Scheide sind hier vor allem die Östrogene bedeutsam). Es kann dann zu Hitzewallungen und depressiver Stimmung kommen. Langfristig nimmt der Kalkgehalt des Knochens ab (es kommt zu erhöhter Brüchigkeit) und die Arterienverkalkung nimmt zu. *Wichtige Veränderungen finden auch im Bereich der Haut/ Schleimhäute von Scheide und Blase statt. Diese werden sehr viel dünner und empfindlicher.* Folgen sind Schmerzen und Verletzungen beim Geschlechtsverkehr, *Reizzustände der Blase und eine Minderung der Verschlussfunktion der Harnröhre.* In der mangelnden Versorgung der Schleimhäute mit weiblichen Hormonen liegt also eine der Hauptursachen für die Inkontinenz.

Wir empfehlen daher fast immer eine *lokale* Östrogentherapie mit einem **Estriol**präparat (s.u.). Östrogenpräparate gibt es als Vaginalzäpfchen, Tabletten zum Einführen in die Scheide und in Salbenform. Anwendungsform und Dosierung werden individuell angepasst. Meist ist es ausreichend 2 x in der Woche eine (halbe) Tablette Ovestin® vaginal einzuführen.

Für die örtliche Behandlung wird normalerweise ein Östrogenpräparat mit einem Östriol als Wirksubstanz angewendet. Das Östrogen Östriol hat im Gegensatz zu dem Östrogen „Östradiol" keine stärkere Wirkung auf die Gebärmutterschleimhaut und auf das Knochensystem, so dass normalerweise bei noch vorhandener Gebärmutter keine Blutungen auftreten. Allerdings bietet es auch keinen Osteoporoseschutz und hat keinen positiven Einfluss auf den Fettstoffwechsel.

Östriol verbessert die Durchblutung und den Aufbau des Genitalgewebes und fördert ein normales Scheidenmilieu. Es ist deshalb unverzichtbarer Bestandteil der konservativen Therapie bei Harninkontinenz, zur Vorbeugung von Geschwüren bei z.B. Pessarträgerinnen und zur Vorbehandlung vor einer Inkontinenz- oder Senkungs-Operation. Daneben wird die Frequenz der Drangsymptomatik, vulvovaginale Beschwerden (Juckreiz, trockene Scheide), Harnwegsinfektionen und Dyspareunien (Schmerzen beim Geschlechtsverkehr) reduziert.

Entgegen der allgemeinen Ansicht bestehen keine Kontraindikationen bei Bluthochdruck, Diabetes mellitus, Krampfaderleiden, Fettstoffwechselstörung. Bei Zustand nach Brust- oder Unterleibskrebs können diese Präparate in der von uns vorgeschlagenen Dosierung lokal bedenkenlos angewendet werden. Hierzu gibt es hinreichend offizielle Stellungnahmen.

Nebenwirkungen: Da es sich um eine lokale Therapie handelt, sind Reaktionen des Körpers sehr selten. So kann es theoretisch dosisabhängig bei älteren Frauen zu Widerauftreten von Blutungen kommen. Bei jüngeren Frauen könnten Zyklusstörungen auftreten, wenn zu hoch dosiert wird. Selten kommt es zu einer Gewichtszunahme (?).

Treten typische Wechseljahresbeschwerden auf, dann sollten Sie sich mit Ihrem Frauenarzt beraten, ob zusätzlich eine Ganzkörperhormontherapie erforderlich ist. Diese ist dann hilfreich gegen Depressionen, Hitzewallungen, Knochenabbau und dergleichen - nicht aber zur Therapie der Inkontinenz.

6.1.2 lokale Hormone und Krebserkrankungen

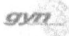

Hormonsubstitution nach Brustkrebs – differenzierter einstufen und handhaben

Östriol ist lokal anwendbar – auch nach Brustkrebs

Evidenz-basierte Medizin will eine Bewertung von Arzneimitteln zu Nutzen und Risiken auf der Basis bisheriger Daten leisten. Für die Hormonsubstitution stehen seit 40 Jahren weit über 1.000 Studien zur Verfügung. In die Leitlinien und Fachinformationen zu Hormonen gehen vor allem WHI-Daten ein – dabei handelt es sich um Frauen zwischen 50 und 79 Jahren bei Start von Hormonsubstitution.

Das war nicht nur unrealistisch, sondern stellt bei 22% der Patientinnen sogar einen Kunstfehler dar. Mit über 70 Jahren eine orale Östrogen-MPA-Therapie in zu hohen Dosen zu beginnen, hatte vermeidbare Folgen: Therapie-Abbruch bei zirka der Hälfte der Frauen in der WHI insgesamt – unter Placebo nur 6%. Klinische Ereignisse traten im Promille-Bereich auf.

Bei der WHI-Berichterstattung wurde der Studienarm mit Östrogengaben ohne das sungeeignete Gestagen MPA meist ignoriert – trotz einem Drittel weniger Brustkrebs unter Östrogen alleinig. Dieser Benefit war auch über die Studiendauer von sieben Jahren hinaus beobachtbar.

Einige Jahre später wurde die WHI altersspezifisch ausgewertet. Bei Hormonsubstitutionsstart zwischen 50 und 60 Jahren zeigte sich der bekannte Benefit wie in Studien vor 2002, dem Jahr der WHI-Erstpublikation. Damit mussten die eilig von 26 Gesellschaften erstellten S3-Leitlinien zur Hormontherapie bereits nach zwei Jahren zurückgenommen werden. Dieser Exkurs hat folgenden Hintergrund: auch Östriol kam in den »Ablehnungssog« – und das völlig unberechtigt.

Nicht nur die antihormonelle Therapie bei Brustkrebs löst oft eine vaginale Atrophie aus. Auch die Chemotherapie bei jüngeren Frauen bewirkt nicht selten ein Sistieren der Ovarialfunktion mit Urogenitalatrophie als Folge. Das belastet nicht nur die Sexualität und

damit die Partnerbeziehung, sondern führt auch oft zu Entzündungen im Vulva-Vaginal-Bereich mit Beschwerden – unabhängig von Sexualität. Hinzu kommen oft erstmalige Inkontinenzprobleme in Kombination mit rezidivierenden Harnwegsinfekten. All das beeinträchtigt erheblich die Lebensqualität – zusätzlich zur Krebsdiagnose. Das wird zu oft tabuisiert und deshalb ist gynäkologischerseits regelmäßig danach zu fragen. Bei Bestätigung ist eine prompte kausale Therapie einzuleiten – und zwar mit Östriol. Dieses schwache Östrogen in niedriger Dosierung ist wegen der sehr kurzen Bindungszeiten an Zellen aller Art ohne Krebsrisiko. Zugleich reicht es aus, die Atrophie im Urogenitalbereich erfolgreich zu beseitigen.

Östrioldosierungen heute sehr niedrig

Bisher war Östriol lokal mit 0,5 mg die Standarddosis und erfolgreich bei trockener Scheide mit Dyspareuniefolge. Auch Urethral-Blasen-Funktionsstörungen sind so in kurzer Zeit erfolgreich zu beseitigen.

Wohl um der Furcht vor Östriol zu begegnen, ist nun die 16-fach niedrigere Tagesdosierung mit 0,03 mg verfügbar. Darunter zeigt sich eine noch recht gute Zelldifferenzierung des Vaginalepithels. Das ist unter dem Mikroskop bereits nach einer Woche erkennbar. Auch an dem Reifungsindex und wieder normalisiertem Vaginal-pH lässt sich der Erfolg einer so niedrigen Östriolsierung erkennen. Wird von den Frauen nach drei Wochen keine zufriedenstellende Beschwerdebesserung angegeben, sollte auf die bisherige Standard-Therapie von 0,5 mg erhöht werden. Nach zirka drei Wochen täglicher lokaler Applikation reichen danach vaginale Applikationen zweimal die Woche – später noch größere Abstände – orientiert an der Beschwerdefreiheit.

Dass systemische Wirkungen von Östriol zu vernachlässigen sind, zeigt sich am Endometrium: es finden sich

keine Änderungen in Richtung Hyperplasie sonografisch und auch nicht morphologisch. Bei so hoher Sicherheit ist einer Frau nach Brustkrebs die lokale Östrioltherapie kaum zu verweigern. Obligat sollte deshalb stets nach Symptomen gefragt werden.

Östrogen oder Bisphosphonate nach Brustkrebs?

Anti-Tumor-Effekte von Bisphosphonaten nach Brustkrebs sind nach randomisiert-klinischen Studien widerlegt (4). Dazu lautet das aktuelle Resümee von Placebo-kontrollierten Studien (n = 6.459 und n = 7.765): Drei bis vier Jahre Bisphosphonate bei postmenopausalen Frauen mit invasivem Brustkrebs sind ohne onkologischen Nutzen.

Unter Aromatasehemmern wurden wegen des damit assoziierten hohen Osteoporoserisikos – durch absolute Östrogenblockade – zusätzlich Bisphosphonattherapien eingesetzt, aber ohne klinisch relevanten Erfolg. Knochendichte-Messungen täuschten dies vor. Das eigentlich statisch relevante Phänomen, nämlich weiterem Kollagenverlust entgegenzuwirken, wurde verfehlt. Das wurde onkologisch durch die Einführung der »Switch-Methode«, also nur halb so lang Aromatasehemmer und stattdessen Tamoxifen, indirekt eingestanden.

Bei Frauen mit inzwischen 10 Jahre langer Tamoxifen-Therapie aus adjuvanter Indikation ist Folgendes nicht geeignet, aber für jene ohne Tamoxifen-Therapie.

Autor: Prof. Dr. med. Dipl. Psych.
J. Matthias Wenderlein
Universität Ulm
Eythstraße 14
89075 Ulm
E-Mail: wenderlein@gmx.de

gyn (20) 2015
Seiten 239-240

6.2 Die Behandlung der Beckenbodenmuskulatur

6.2.1 Physiotherapie

Die Beckenbodengymnastik sollte/muss durch eine Physiotherapeutin angeleitet werden. Dabei kommen Einzel- und/oder Gruppenphysiotherapie zur Anwendung.

Im Rahmen der physiotherapeutischen Betreuung ist u. a. in unseren Augen die Beckenbodenbeurteilung durch die betreuende Physiotherapeutin unabdingbar. Zusammen mit entsprechend geschulten Physiotherapeutinnen werden mittlerweile Untersuchungskurse für Krankengymnastinnen angeboten. Dieser Beitrag (der im Original von Frau Landmesser aus Erkelenz stammt) unterstreicht die Wichtigkeit der engen Kooperation zwischen ärztlichem und krankengymnastischem Bereich.

Eine gut funktionierende Beckenbodenmuskulatur ist die Basis der Kontinenz. Aus diesem Grund hat das Beckenbodentraining eine sehr große Bedeutung in der Prophylaxe und Therapie bei Harn- und Stuhlinkontinenz und bei Senkungen der Beckenorgane.

Die Beckenbodentherapie sollte durch eine spezialisierte Physiotherapeutin angeleitet werden. Dabei können Einzeltherapie und Gruppentherapie zur Anwendung kommen.

Leider ist der Beckenboden im Bewusstsein der Frauen kaum oder meist gar nicht verankert. Wenn er funktioniert, wird er nicht bemerkt und demzufolge auch nicht zusätzlich bewusst trainiert.

Wünschenswert wäre, wenn jedes junge Mädchen bereits frühzeitig über die Funktion der Beckenorgane und des Beckenbodens aufgeklärt würde. Viele Spätschäden könnten dadurch möglicherweise erheblich gemindert werden.

Schon in der Schule schleicht sich beispielsweise mit dem Überfüllen der Blase oder auch durch häufiges prophylaktisches Entleeren erstes Fehlverhalten ein, was in beiden Fällen das Füllungsvermögen der Blase negativ beeinflusst.

Häufig werden die Blase und der Darm durch falsche Pressmanöver entleert, weil keine Zeit da ist oder die Schultoiletten nicht zum entspannten Sitzen auf der Toilette einladen. Ebenso kann auch die

Obstipation schon eine frühe Ursache für spätere Senkungsprobleme sein.

Fehlerhaftes Toilettenverhalten irritiert den Beckenboden und die Beckenorgane und kann langfristig zu Schädigungen führen.
Gleich zu Beginn soll darauf hingewiesen werden, dass es nicht immer nur der schwache Beckenboden ist, der Training braucht, sondern häufig auch der verkrampfte Beckenboden.

Wenn ein Kind oder eine Frau Angst vor Harnverlust hat, beginnt der Kopf etwas Richtiges anzuleiten, nämlich: den Beckenboden anzuspannen, damit nichts herausläuft.

Wird diese Anspannung dauerhaft praktiziert, führt dies zur Verkrampfung des Beckenbodens, wodurch das komplexe System der Kontinenzsicherung massiv gestört wird. Die häufig noch „zu Trainingszwecken" praktizierte Harnstrahlunterbrechung verschlechtert den Zustand zusätzlich, da während eines Entleerungsvorganges der Beckenboden nicht entspannt, sondern mehrfach angespannt wird. Restharnbildungen und ständiges Dranggefühl sind oft die Folge.

Wichtig ist ein **gut koordinierter Beckenboden.** Bei der Entleerung von Stuhl und Harn muss er gut loslassen können. Um bei Belastungen wie z.B. Husten, Niesen, Heben und Tragen adäquat reagieren zu können, benötigt er darüber hinaus ausreichend Kraft und Koordination.

Auch für die Sexualität ist ein koordinierter Beckenboden wichtig, damit ein lustvolles Zusammensein möglich ist.

6.2.1.1 Behandlungskonzepte
6.2.1.1.1 Behandlung bei Belastungsinkontinenz
Hier muss im Vordergrund stehen, dass die Patientin erlernt, bei Druckbelastungen wie Husten, Niesen, Heben und Tragen den Beckenboden adäquat anzuheben, um dem geschädigten Beckenboden wieder eine bessere Reaktionskraft und - geschwindigkeit zu vermitteln. Die Fast Twitch Fibres müssen bevorzugt gebahnt werden, da insbesondere bei Allergikern oder chronischen Hustenattacken der Beckenboden von massiven Stößen

belastet wird. Bei Patienten, die viel heben, müssen auch die **Slow Twitch Fibres** trainiert werden, denn hier fehlt häufig die Ausdauerkraft des Beckenbodens. Der Beckenboden kann max. 10—15 Sekunden anspannen. Danach sollte er wieder entspannen dürfen.

Die Anleitung den Beckenboden zu jeder Zeit anzuspannen (immer anspannen) führt häufig zu Fehlinterpretationen beim Patienten.

Wichtig ist es, den Beckenboden bei einer Belastung kurzzeitig anzuspannen, um ihn anschließend wieder zu entspannen. Dies kann z.B. bei starken Niesattacken unter Umständen mehrmals hintereinander der Fall sein.

Diese Belastungssituation trainiert der Patient mit speziellen Übungen und automatisiert die Verhaltensweisen, um auf die alltäglichen Belastungen reagieren zu können.

Dies erfordert ein hohes Maß an Motivation und Compliance bei den Patienten, da nur ein konsequentes Training auch langanhaltenden Erfolg bringt. Sowohl die WHO wie auch die Arbeitsgemeinschaft Urogynäkologie und plastische Beckenboderekonstruktion (AGUB e.V.) der Dt. Gesellschaft für Gyn. und Geburtshilfe e.V.. Ordnen in ihren Empfehlungen der Belastungsinkontinenz Grad I die konservative Therapie als Behandlungsoption zu, und dazu gehört die (professionell angeleitete) Beckenbodenphysiotherapie.

6.2.1.1.2 Behandlung bei Drang- /Urge-Inkontinenz

Dranginkontinenz oder die ‚überaktive Blase' (OAB) hat unterschiedlichste Ursachen. Diese zeigen sich oftmals in einem Fehlverhalten bei den Toilettengängen. Die Patienten suchen häufig für Kleinstmengen die Toilette auf und verringern somit die Blasenkapazität. Sie reagieren bei ansteigendem Drang oft panisch und rennen zur Toilette. Die Lebensqualität ist dadurch erheblich eingeschränkt.

Die Trink- und Miktionskontrolle ist hier ein wichtiges (und kostengünstiges) Verfahren, um den Patienten die eigene Blasenkapazität bewusst zu machen. Hat der Patient verstanden,

Abb. 30:

Untersuchung durch die Physiotherapeutin zur Bewertung der Beckenbodensituation vor Therapiebeginn, während und am Ende der Behandlung

Oben/Mitte:
Untersuchung im Stehen

Unten:
Spiegelkontrolle als Feedback im Sitzen

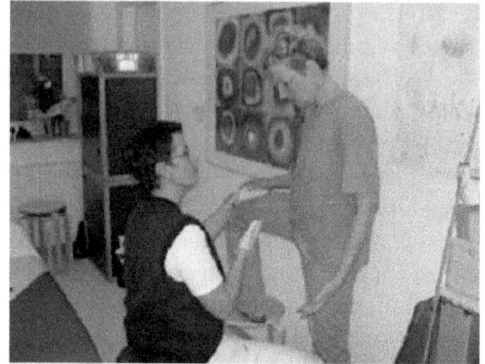

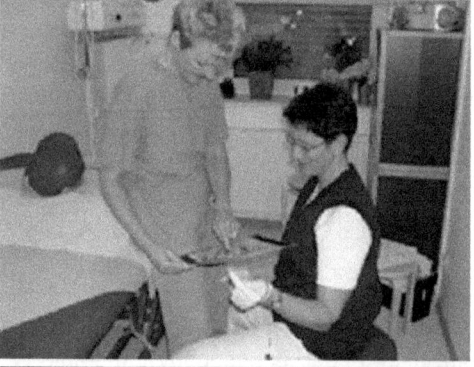

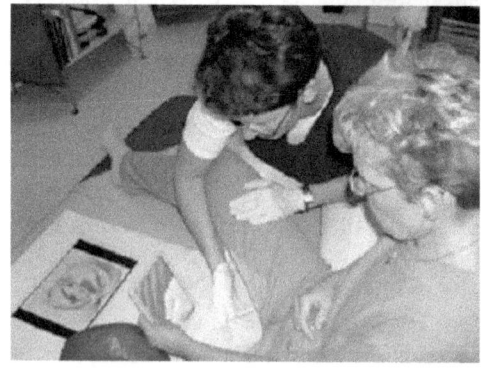

dass seine Blase ca. 250—450 ml speichern kann, dann ist schon ein erster wichtiger Schritt geschafft.

Das Abmessen der Harnmenge mit Messbecher ist hier das wichtigste sichtbare Feedback. Die Drangpatienten müssen lernen: „Kontinenz fängt im Kopf an." (Zitat: Prof. Otto; Bad Wildungen). Sie erlernen den Drang mit An- und Entspannen des Beckenbodens zu regulieren. Auch Entspannungsübungen (z.B. nach Jacobson oder autogenes Training) helfen Barrieren zu überwinden.

„Das Geheimnis der Blase besteht darin, den Druck in der Blase vom Gehirn aus zu steuern und nicht darin, schneller laufen zu können." (Zitat: Millard; Vom Drang zur Pein).

6.2.1.1.3 Behandlung der Mischinkontinenz
Häufig treten die Drang- und Belastungsinkontinenz gemeinsam auf. Daher vermischen sich dann die Konzepte der Behandlung dieser beiden Inkontinenzformen. Die Behandlung muss auch hier sehr individuell sein.

6.2.1.1.4 Behandlung bei Senkungen der Blase, des Darms und des Uterus/der Scheide
Wenn eine Senkung noch im Anfangsstadium ist, kann mit der Beckenbodentherapie oftmals der Zustand sehr zufriedenstellend gehalten oder sogar verbessert werden. Da Senkungen von den Patientinnen sehr unterschiedlich wahrgenommen werden und auch der Leidensdruck unterschiedlich ist, muss individuell vorgegangen werden.

In den meisten Senkungsfällen handelt es sich nicht nur um einen Muskelschaden, sondern vielmehr um eine bindegewebige Überdehnung der Scheide. Die Beckenbodentherapie hilft, die noch vorhandenen Strukturen zu unterstützen/zu halten und sorgt dafür, dass prä- und auch postoperativ die funktionelle Situation der vorhandenen restlichen Muskulatur verbessert wird, um das strukturelle Defizit auszugleichen. Des Weiteren wird die Durchblutung angeregt und damit die Schwellkörperfunktion der venösen Plexus verbessert.

Stellt die Physiotherapeutin in der vaginalen Tastuntersuchung fest, dass z.B. eine Zystozele dritten Grades vorliegt, wird sie versuchen durch Spiegelkontrolle der Patientin diesen Zustand zu erklären, ihr aber gleichzeitig vermitteln müssen, dass der Zustand durch Physiotherapie alleine nicht zufriedenstellend rückgängig gemacht werden kann. Unterstützend ist eine physiotherapeutische Behandlung in jedem Fall wichtig, zu bedenken wäre, dass der Levator bei Vorliegen einer prolabierten Zystozele nicht richtig arbeiten = kontrahieren kann, wenn der Weg durch eine Zystozele sozusagen versperrt ist. Hier sollte dann in Zusammenarbeit mit dem Arzt das weitere Vorgehen abgesprochen werden (Pessar, OP).

Hat die Patientin schon präoperativ eventuelles Fehlverhalten beim Wasserlassen und Stuhlgang und im Alltag korrigiert, ist der Erfolg postoperativ eindeutig besser und langanhaltender. Wichtig ist hier besonders die Haltungs- und Bewegungskontrolle sowie die Miktions- und Defäkationskontrolle der Patientin.

Bei allen Behandlungskonzepten können optional individuelle Trainingshilfen eingesetzt werden. In den Abbildungen 31 a und b sind unterschiedliche Trainingshilfen gezeigt, die von der betreuenden Physiotherapeutin erklärt und kontrolliert werden sollten.

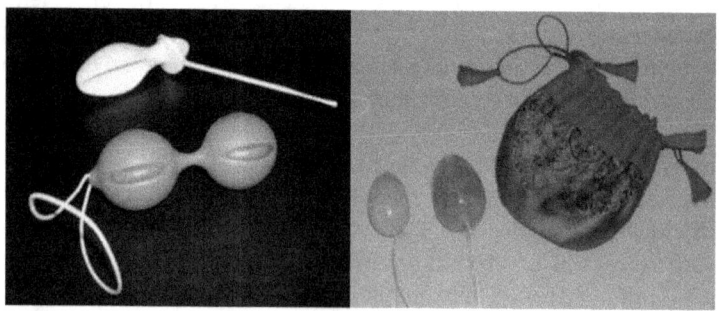

Abb. 31:
    a.) (links): Loveballs und Laycock-Elektrode
    b.) (rechts): Rosenquarzeier

Welche Vorteile haben Sie von einer spezialisierten Kontinenztherapie?

• Die sichere Wahrnehmung und Koordination des Beckenbodens steigert die Motivation und damit die Compliance für das Beckenbodentraining über einen langen Zeitraum.
• Die Patienten haben wieder Spaß an Bewegung, weniger Angst vor Harnverlusten und reduzierten Vorlagenverbrauch.
• Dies führt zu einer verbesserten Lebensqualität mit mehr Selbstvertrauen und einer Aufwertung der Psyche.

6.2.2 konventionelle Elektrotherapie (Abb. 32)

Die Elektrotherapie hat sich als wirksame Therapieform zur Behandlung der Inkontinenz bewährt. Der Einsatz ist bei der Stress- und bei der motorischen Drang-Inkontinenz möglich und sinnvoll. Bei Patienten mit Drang- und Mischinkontinenz kann durch Elektrotherapie ca. 1/3 der Betroffenen geheilt und 1/3 gebessert werden, 1/3 gibt unverändert Beschwerden an. Bei Patienten mit Stress-Inkontinenz kann bei ca. 50% eine Besserung erreicht werden.

Obwohl der Wirkungsmechanismus der Elektrostimulation bei der Inkontinenz noch nicht vollständig geklärt ist, geht man davon aus, dass durch eine *direkte Beeinflussung der Beckenbodennerven* (N. pudendus) eine Kontraktion der Beckenbodenmuskulatur hervorgerufen wird. Dies führt zu einer Steigerung des Muskeltonus, zu einer Hypertrophie der Muskulatur und zu einer Verbesserung der Kontraktionsfähigkeit des Beckenbodens. Des Weiteren wird eine Normalisierung des Refluxmusters des Kontinenz erhaltenden Organs durch die Elektrotherapie diskutiert. Dabei soll die Aussprossung erhaltener Motoneurone gefördert und die Reinnervation verbessert werden. Neben der Beckenbodenkontraktion und Kontraktion des externen Harnröhren-Sphinkters kommt es auch zu einer rein reflektorischen Hemmung des N. pelvicus, was zu einer Entspannung des Blasenmuskels (Detrusor) führt.

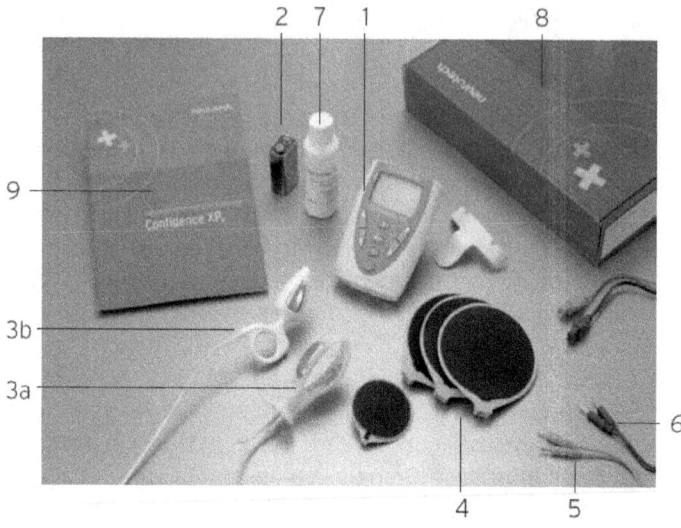

1. 1 x Confidence XP®
2. 1 x 9 Volt Batterie
3. 1 x Sonde optional, je nach Verordnung Vaginal- (a) oder Rektalsonde (b)
4. 1 x 4 Dauerelektroden
5. 1 x Kabel (hellblau)
6. 1 x Kabel (dunkelblau)
7. 1 x Elektrodengel optional, nur bei Einführelektroden
8. 1 x Versandkarton
9. 1 x Bedienungsanleitung

Abb. 32: handelsübliches Elektrotherapie(heim)gerät, hier Combistim XP der Firma Neurotech

Bei der Elektrostimulation setzt man entweder intrakavitäre Elektroden oder externe Oberflächenelektroden ein, wobei die Wirkung umso besser ist, je näher die Elektroden an den Beckenbodennerven liegen, benutzt man die „Klassische" Form der Strombehandlung (sog. EMS - Elektrische Muskuläre Stimulation). Aus diesem Grund bevorzugt man hier die vaginale oder anale Applikation mit sog. „intrakavitären" Elektroden, die einen guten Kontakt zur Schleimhautoberfläche garantieren. Die Elektrostimulation sollte bei Frauen mit einer schwachen Beckenbodenreaktion zum Einsatz kommen, um den Beckenboden zu re-innervieren. Für die Patientin sind die Muskelkontraktionen, die durch die elektrischen Impulse hervorgerufen werden, deutlich spürbar, wodurch die Muskulatur des Beckenbodens bewusst gemacht wird. Aus diesem Grund ist die Elektrotherapie als unterstützende Maßnahme zur Krankengymnastik zu empfehlen. Zur Sicherung des Therapieerfolges sollten die krankengymnastischen Übungen sowie die Elektrotherapie von der Patientin zu Hause fortgeführt werden. Die Behandlung mit moduliertem Mittelfrequenzstrom beim EMA (Elektrische Muskuläre Aktivierung) funktioniert durch von außen eingebrachten Strom und scheint effektiver, weil sie auf der Ebene der Muskelzellen aktiviert und nicht über den Nerven, der oftmals geschädigt ist (s. 6.2.3).

Beim EMS kommen Elektroheimgeräte zum Einsatz, welche zunächst für einen Zeitraum von ca. 3 Monaten verordnet werden sollten. Bei einigen Patientinnen kann eine Dauerverordnung erforderlich sein.

Folgende Kontraindikationen sind bei der Verordnung von Elektrotherapie unbedingt zu beachten:

- Schwangerschaft
- Menstruation, Zwischenblutung
- Entzündungen (Kolpitis)
- Harnwegsinfektionen
- Uterus myomatosus mit Wachstumstendenz
- Harnretention
- Schwere Herzrhythmusstörungen

6.2.2.1 Elektrotherapie bei Stressinkontinenz

Therapieziel ist die Verbesserung der urethralen Verschlussfunktion infolge Reinnervation des Beckenbodens durch eine Aktivitätszunahme der slow-twitch-Fasern (und Aufbau von Muskelmasse).

6.2.2.2 Elektrotherapie bei Dranginkontinenz

Therapieziel: Wiederherstellung des Gleichgewichts zwischen hemmenden und aktivierenden Einflüssen durch Reizung der afferenten Fasern des N. pudendus bei nicht neurogen bedingter Hyperaktivität des Detrusors.

6.2.2.3 EMG-Biofeedback-Therapie

Neben der Elektrotherapie gibt es als weitere konservative Therapiemöglichkeit das EMG*-Biofeedback.

Biofeedback bedeutet, dass eine Therapie stattfindet „unter Nutzung optisch oder akustisch dargestellter Feedback-Effekte, die einem Patienten das Ergebnis willentlich gesteuerter Aktionen auf das Vegetativum sichtbar machen; die Signale bestätigen dadurch die Eigenkontrolle und die Bestätigung der eigenen Beeinflussungsmöglichkeit und ermöglichen somit ein Biofeedback-Training" [Roche Lexikon Medizin].

*(*EMG ist die Abkürzung für Elektromyographie und bedeutet die „Erfassung und Darstellung der elektronisch erfassten und verstärkten Aktionspotentiale der Muskeln" [Roche Lexikon Medizin]).*

Durchgeführt wird diese Therapie und Messung ebenfalls mit Hilfe von intrakavitären Elektroden (vaginal oder rektal) oder alternativ mit Oberflächenelektroden.

Die Therapie sollte durch die Patientin selbständig mindestens einmal täglich für ca. 20-30 Minuten durchgeführt werden (wird von Gerät und Programm vorgegeben). Da die Kontraktion anderer Muskelgruppen und somit ein fehlerhaftes Training durch den Patienten nicht ausgeschlossen ist, sollten die Patienten durch qualifizierte Therapeuten in die Handhabung und in das Training mit einem EMG-Biofeedback eingeführt werden.

Eine Vielzahl der heute auf dem Markt befindlichen EMG-Biofeedback-Trainingsgeräte haben die Möglichkeit, die einzelnen durch die Patienten zu Hause durchgeführten Therapiesitzungen abzuspeichern, so dass es sinnvoll ist, die Patienten zu einem Kontrolltermin nach 12 Wochen wieder einzubestellen und mit ihnen eine Auswertung durchzuführen.

Kontraindikationen, bzw. relative Kontraindikationen sind bei dieser Therapie:

• fehlende Compliance,
• unklare Genese, bzw. noch nicht abgeschlossene Diagnostik,
• Menstruation,
• Vorhandensein von Symptomen einer Blaseninfektion,
• Patienten mit mentalen oder physischen Einschränkungen, die das Gerät nicht entsprechend handhaben können.

Die EMG-Biofeedback-Trainingsgeräte werden ebenso wie Elektrostimulationsgeräte zunächst für einen Zeitraum von ca. 3 Monaten verordnet. Bei einigen Patienten/innen kann eine Verlängerung der Verordnung indiziert sein, ggf. auch eine Dauerverordnung.

6.2.3 Elektrotherapie mit externer elektrischer muskulärer Aktivierung durch modulierten Mittelfrequenzstrom

6.2.3.1 (E)EEMA und EMS – der große „kleine Unterschied"

EMS bedeutet ‚elektrische Muskel**stimulation**'
EMA bedeutet ‚elektrische Muskel**aktivierung**'.
Grundsätzlich geht es in beiden Fällen darum, mit Strom Muskelkontraktionen zu bewirken.
Tut man dies mit sogenanntem „Reizstrom" (also niederfrequentem Strom) dann bezeichnet man das traditionell als **„EMS"**. Hier werden die motorischen Nerven gereizt, was schließlich zur Muskelkontraktion führt. Klassisch benutzen wir diese Therapieform zum Beispiel unter Verwendung von Vaginalsonden oder sog.

präsakralen Schmetterlings(klebe)elektroden durch die Haut bei Drangblasenproblemen.

Nutzt man hochwertigen **Mittelfrequenzstrom** (dessen „Herstellung" technisch aufwendiger ist und daher sind diese Geräte teurer, weniger verbreitet und vor allem nicht ohne weiteres als Heimgeräte anwendbar) spricht man bevorzugt von „**EMA**". Die *Modulation der Mittelfrequenz* erlaubt es Muskelzellen quasiphysiologisch zu aktivieren und so zur Kontraktion zu bringen, ohne die Nerven zu reizen. EMA hat aber weitere Vorteile gegenüber den herkömmlichen EMS Geräten. So zum Beispiel die Zellaktivierung (Anwendungsgebiet hier sind z. B. Wundheilungsförderung bzw. die Anwendung bei Wundheilungsstörungen) sowie eine Tiefen- und Volumenwirkung (in der klinischen Anwendung bei neurologischen und/oder muskulären Problemen sowie in der Schmerztherapie).

So dienen die Begriffe EMS und EMA als Abgrenzung. EMA ist letztlich auch eine Form von EMS, somit kann man für EMA-Training mit mittelfrequentem Strom beide Begriffe grundsätzlich nutzen – während für das Training mit niederfrequentem Reizstrom nur der Begriff der „EMS" benutzt werden kann (da es keine Muskelaktivierung ermöglicht, sondern nur eine „Reizung"; am Blasenmuskel z. B. führt die Nerven"reizung" zu deren Entspannung). Da die Technik des niederfrequenten Reizstroms bekannter ist, ist auch die Bezeichnung EMS deutlich mehr verbreitet als die fachliche Definition EMA. Wir sollten hier aber aufgrund des hohen Qualitäts- und Effektivitätsunterschiedes sehr genau differenzieren.

6.2.3.2 EEMA Training - Tiefenwirkung, Volumenwirkung und Zellaktivierung

Aktivieren statt reizen: Diese Trainingsmethode in einem Ganzkörpertrainingssystem verfügt über das Generieren eines Impulses aus modulierter Mittelfrequenz, über eine Stromform, mit der quasiphysiologische Impulse in fast jedes Gewebe gesetzt werden können und somit eine optimale Tiefenwirksamkeit erreicht werden kann.

Tiefenwirkung - Trainiert auch die Tiefenmuskulatur

Dieser mittelfrequente Strom besitzt auch in der Tiefe des Körpers eine Signalreinheit, die es erlaubt – je nach Einstellung durch den Elektrotherapeuten - tiefsitzende motorische Nerven zu erreichen, oder die Kontraktion direkt in den Muskeln auszulösen. Die Wissenschaft spricht daher von der „quasi-physiologischen" Wirkung der modulierten Mittelfrequenz. Somit können mehr Muskelgruppen erreicht und trainiert werden als beim EMS Training mit anderen Stromformen oder einer transvaginal oder transanal applizierten Sonde und EMS-Strom.

Volumenwirkung - Kraftvolle Reichweite

In der Behandlung mit modulierter Mittelfrequenz (MET = mittelfrequente Elektrotherapie) genügen wenige Elektrodenpaare (Ausgänge). Durch die Aktivierung aller durchströmten Gewebearten entsteht eine breite Feldwirkung. Zum Beispiel können zwei Arm-Elektroden ausreichen, um den gesamten Oberkörper anzusprechen, die Muskeln zur Kontraktion zu bringen und die Körperzellen im durchströmten Gewebe zu aktivieren.

Zellaktivierung - Gesunde Impulse für den Körper

Die modulierte Mittelfrequenz, durchströmt sämtliches Gewebe (u.a. Haut, Muskel, Fett) und aktiviert deren jeweiligen Zellen. Das bedeutet, dass der Strom die Zellen in einen Zustand versetzt, der dem Zustand kurz vor der Zellteilung ähnelt. Die Zellen sind voller ‚Leben', der Stoffwechsel ist erhöht, Nährstoffe können von den Zellen besser aufgenommen werden, aber auch die Abfallprodukte werden schneller abtransportiert. Das ist wichtig, wenn man an die Anwendung bei Wundheilungsproblematik denkt.

Von uns wird MET mittlerweile ganz gezielt medizinisch zur Behandlung von Beckenbodenproblemen eingesetzt.

Synergien gibt es natürlich hier auch in der Behandlung der Adipositas mit der EMA-Methode. Steigerung des Zell- und Fettstoffwechsels sowie Muskelaufbautraining (Myohypertrophie), welches letztlich über eine Steigerung des Grundumsatzes die Energiebilanz des Körpers verbessert und so zu einem vermehrten Verbrauch an Kalorien beiträgt, führen über eine Gewichtsreduktion zu einer Verbesserung der Beckenbodenfunktionen (Belastungs- und

Drangharninkontinenz, Stuhlinkontinenz) und zu einer Verringerung der Beckenbodenbelastung (Senkung). Die anregende Wirkung auf die Beweglichkeit des Darmes (Darmmotilitätssteigerung) wirkt sich auch positiv auf das vor allem bei Frauen vielfach geklagte Obstipationssyndrom (Obstipative Defäkationsstörung = ODS) aus.

Häufig wird bei uns diese Behandlungsform mit anderen (alternativen) Behandlungsmethoden (wie Pessare, Spezialtampons, etc.) kombiniert.

In Einzelfällen geht sie auch einer geplanten, gewünschten oder nicht vermeidbaren operativen Behandlung vorbereitend voraus, um deren Ergebnis durch Auftrainieren der muskulären Strukturen des Beckenbodens erfahrungsgemäß anatomisch besser und auch dauerhafter haltbar werden zu lassen verglichen mit nicht vorbereiteten Beckenböden.

6.3 Pessare

Bei dem Wort „Pessar" oder „Ring" denken viele Frauen an die „Geräte", von denen sie schon von ihren Müttern und Großmüttern gehört haben (Abb.33). In manchen Fällen waren sie gut vertragen worden, oftmals verursach-ten sie Schmerzen, Druckgefühl, Scheidenentzün-dungen, Ausfluss oder Druckstellen in der Scheide, die

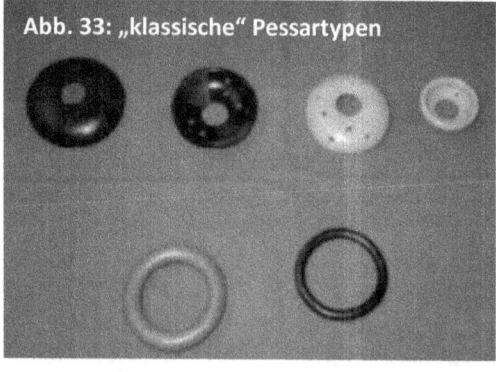

Abb. 33: „klassische" Pessartypen

sich entzündeten und auch bluten konnten (Abb. 34). Dies stellt keine zeitgemäße Behandlung mehr dar.

Heutzutage finden vor allem zwei (bis vier) Sorten von Pessaren Anwendung. Ihre Anwendungsgebiete unterscheiden sich etwas. Zunächst das Urethra-Ringpessar (Abb. 35A), welches durch Anheben des Überganges von der Blase in die Harnröhre und mittels der Verdickung beim Husten, Heben, Lachen, Gehen gegen den Beckenknochen drückt und so zur Abdichtung beiträgt (Abb. 35C). Gleichzeitig kommt es zu einer durch den mechanischen Reiz bedingten Kräftigung der Vaginalhaut. Für

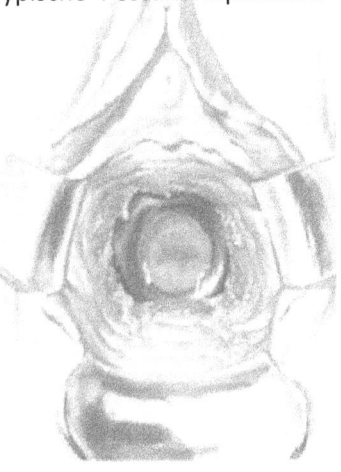

Abb. 34:
Typische Pessarkomplikation

die Indikation Senkung verwenden wir vorwiegend Würfelpessare (Abb. 35B). Diese sind durch ihre Konstruktion, die Größe und das Vorhandensein der Saugnäpfe ideal auch zum Zurückdrängen und Halten größerer Vorfälle und zur Vorbehandlung von Narben in der Scheide (Abb. 35D).

Wichtig bei der Pessartherapie ist:
• Das Pessar muss für die betroffene Frau einen raschen und guten Effekt bringen (Kontinenz).
• Die betroffene Frau muss das Einsetzen und Entfernen des Pessars nach der ersten Sitzung beherrschen (Abb. 35E).
• Es muss ein Ansprechpartner im Falle von Schwierigkeiten für die Frau erreichbar sein.

6.3.1 Kunststoffpessare aus Silikon
Bei Senkungen und Harninkontinenz kommt es zu Lageveränderungen des Genitales. Um diesen entgegen zu wirken gibt es so genannte Pessare, die von der Patientin selbst in die Scheide eingeführt werden. Dabei handelt es sich um elastische

Abb. 35: die am meisten verwendeten Pessarformen
A: Sortiment Arabin'scher Urethralpessare
B: Sortiment Arabin'scher Würfelpessare
C: Wirkungsmechanismus des Urethralpessars bei Stressinkontinenz
D: Wirkungsweise des Würfelpessars bei Senkung und Inkontinenz
E: Pessareinlage – Position und „Zusammenfalten" der Pessare

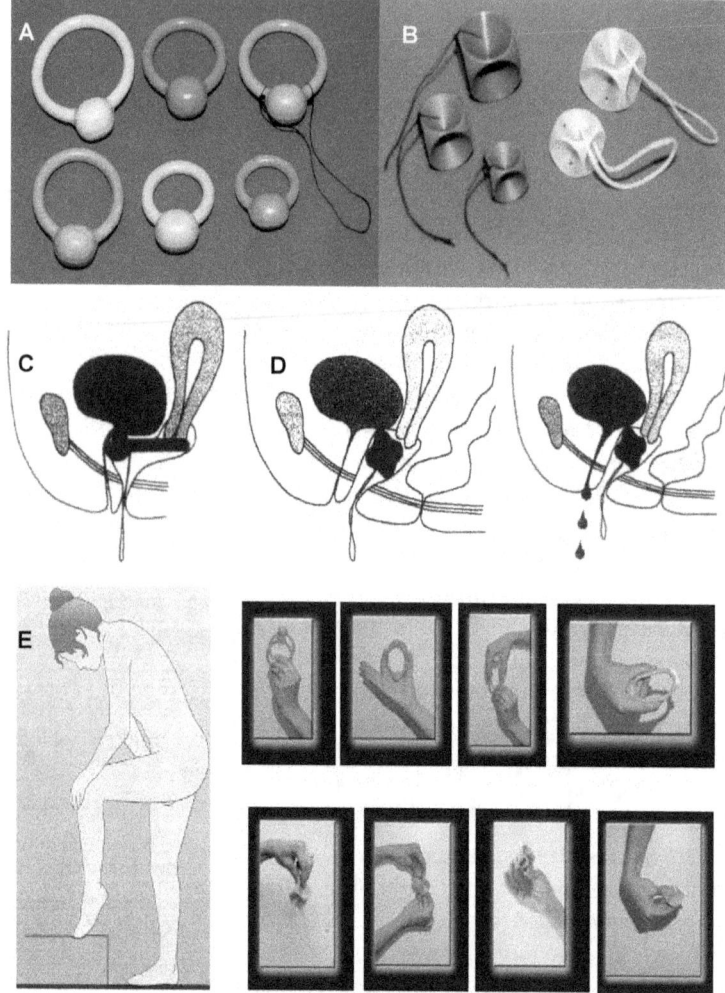

ring-, schalen- oder würfelförmigen Einlagenpessaren aus gewebefreundlichem Silikon. Manchmal reicht ein großer Tampon auch schon aus.

Heute gibt es eine Vielzahl verschiedener Pessare, die zur konservativen Behandlung verschiedener Krankheiten und Beschwerden eingesetzt werden können, z.B. bei Inkontinenz, Reizblase, Senkungsbeschwerden, Blasenentleerungsstörungen, Beschwerden/Schmerzen beim Geschlechts-verkehr und auch zur Narbenauflockerung nach Operationen oder zur Gewebevorbereitung vor Inkontinenz- und Senkungsoperationen.

Wichtig ist, dass der Arzt/die Ärztin den richtigen Pessartyp auswählt und dass dessen Anwendung gut erklärt und Pessartyp und Pessargröße auch angepasst werden.

Alle Pessartypen werden (in aller Regel) durch die Frau selbst eingelegt und regelmäßig entfernt und gereinigt. Beim Einführen wird meist eine östrogenhaltige Creme als Gleit- und Gewebeaufbauhilfe auf das Pessar aufgetragen. Die Pessarreinigung erfolgt nur mit warmem Wasser. Desinfektionen sind nicht notwendig. Die ausgesprochen unhygienischen Dauerpessare, die alle paar Wochen vom Arzt gereinigt werden, sollten der Vergangenheit angehören.

Die Pessarbehandlungen werden so lange durchgeführt, solange die Beschwerden behoben sind oder bis das Gewebe soweit vorbereitet ist, dass eine operative Behandlung möglichst erfolgreich durchgeführt werden kann.

Ringpessare werden vor allem bei Stressinkontinenz eingesetzt:
Das Besondere an Ringen, wie wir sie verwenden ist eine keulenartige Verdickung. Diese kommt in der Scheide unter der Harnröhre zum Liegen und unterstützt die Funktion der Scheidenhaut als Widerlager. Die darunter liegende Beckenbodenmuskulatur wird massiert, gereizt und dadurch trainiert. Eventuell zusätzlich bestehende Senkungszustände werden zumindest gelindert.

Mit Hilfe eines Ringpessars haben Sie bei mäßiger Inkontinenz wieder größtmögliche Sicherheit. Sie können wie ein Tampon im

Bedarfsfall vor sportlicher Belastung oder zum Ausgehen auf der Toilette eingesetzt werden. Oft gewöhnen sich die Patientinnen so daran, dass sie problemlos den ganzen Tag über getragen werden.

Würfelpessare eignen sich besonders gut zur Behandlung von Senkungsbeschwerden

Bei ausgeprägtem Blasenvorfall und/oder nach Inkontinenzoperationen kann es durch starkes Abknicken der Harnröhre zur Harnverhaltung und zu erhöhten Restharnmengen mit vermehrten Blasenentzündungen kommen (Quetschharnphänomen). Die Würfel haften an der Scheidenhaut und liegen nicht, wie z.B. die Ringpessare, dem Beckenboden auf. Darum halten sie auch bei überdehntem, schlaffem Beckenboden.

Die seitlichen Mulden saugen sich an der Scheidenhaut fest, so dass der Würfel wie eine Art Grundstein das Scheidengewölbe nach oben fixiert. Hierbei wir die Scheidenhaut massiert und somit gekräftigt. Die darunter liegenden Beckenbodenmuskulatur wird gereizt und dadurch trainiert. Durch das Nach-oben-Drängen der an der Blase liegenden Scheidenhaut (Zystozele) wird oft das lästige Harndranggefühl reduziert und das oben beschriebene „Quetschharn-Phänomen" im wahrsten Sinne des Wortes behoben, so dass eine vollständige Entleerung der Blase wieder möglich wird.

Führen vorübergehende Pessarbehandlungen nicht zur Heilung der Senkungs- und Inkontinenzbeschwerden, ist meistens eine Operation notwendig. Die Vorbehandlung mit Pessaren und Östrogen-Creme kräftigt das Gewebe, was die Operation erleichtert und den operativen Heilungsverlauf verbessert.

Eine dritte (und vierte) Form der Pessare sind die schalenförmigen Pessartypen

- Urethraschalenpessar und
- (Sieb-)Schalenpessar.

Das Urethraschalenpessar hat, anders als die einfachen Schalenpessare, eine unter der Harnröhre zu platzierende Verdickung wie das einfache Urethrapessar. Damit hebt und stützt es einerseits die Senkung der Vorderwand und des Scheidenendes, wie es auch Sieb- und Schalenpessare tun, dichtet aber, bei korrekter Platzierung, zusätzlich die Harnröhre ab. Die (Sieb-)Schalenpessare ähneln in ihrem Einsatz eher dem der Würfelpessare. Sie brauchen aber, damit sie stabil sitzen, eine rel. Kräftige Muskelkante als Auflagefläche und sind daher oft erst dann einsetzbar, wenn diese, z. B. durch erfolgreiches EEMA-Training (s.u.), gut auftrainiert ist.

6.3.2 Kunststoffpessare aus Schaumstoff (Contam®-Tampons)

Die Behandlung mit Spezialtampons gehört im weitesten Sinne zu der sog. „Pessartherapie". Obwohl die zugelassenen Indikation für die Tampons im Hinblick auf die Erstattung der Kosten durch die gesetzl. Krankenversicherung (GKV) nur die Belastungsinkontinenz II.° und höher darstellt, ist die Anwendung der Tampons in der Praxis wesentlich vielfältiger.

Wir sehen als Indikationen für die Tamponbehandlung:

- Belastungsinkontinenz
- Dranginkontinenz durch Instabilität im Bereich des Blasenbodens und/oder der Harnröhre
- Senkungserkrankung
- und zwar alternativ zu einer operativen Behandlung oder in deren Vorbereitung
- Postoperative Narbenbildung der Scheide
- Postoperativer Schutz des Operationsergebnisses nach Beckenbodenrekonstruktion bei nicht einstellbaren Belastungsanforderungen (Arbeitsplatz)

Die Anwendung der Spezialtampons, die aus einem schwammigen Kunststoff hergestellt sind, erfordert weniger manuelle Geschicklichkeit als die Anwendung von z.B. Würfelpessaren (s. d.), sie sind mehrere Tage anwendbar, wenn sie sachgerecht „aufbereitet" werden und zeichnen sich durch einen hohen Tragekomfort und eine gute Sitzsicherheit aus.

In der Regel werden sie am Morgen nach der Entleerung der Harnblase (und evtl. auch des Darmes) eingelegt, verbleiben dann tagsüber in der Scheide (können aber bei Bedarf auch tagsüber durch Auswaschen „frisch gemacht" werden) und werden am Abend zur „Aufbereitung" entfernt. Hierzu halten wir für Sie dann ein entsprechendes Informationsblatt vor und erklären Ihnen die Aufbereitung ebenso wie die Handhabung in der Sprechstunde.

Eingeführt werden die Tampons nach Aufbringen von etwas Estriolcreme auf den vorangehenden Teil. Aus diesem Grund sind, bei regelrechter Anwendung, Scheidenentzündungen oder Reizzustände eine extreme Rarität.

Es gibt eine Vielzahl verschiedener Typen des Contam-Tampons, exemplarisch nennen wir hier:

Die beiden meist angewendeten Tamponformen:

1.) Klassische Form

Therapiemöglichkeit bei Belastungsinkontinenz (unfreiwilliger Harnverlust bei Lachen, Husten, Niesen, etc.) sowie zur Stärkung / Aktivierung der Beckenbodenmuskulatur. Auf vorgesehene Eingriffe wie Hysterektomie mit Plastikaufbau kann durch wirkungsvolles Therapieren mit Contam evtl. (passager) verzichtet werden.

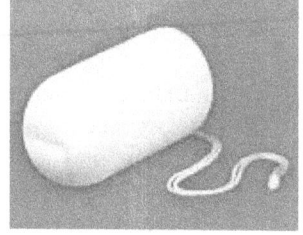

2.) Würfelform

Mit dem Contam® Vaginaltampon in Würfelform können verschiedene Grade der Scheiden- und Gebärmuttersenkung sowie ebenfalls eine Harninkontinenz behandelt werden. Die Flexibilität bzw. Elastizität des angewandten PVA-Schaumstoffs ermöglicht die einfache Selbstbehandlung.

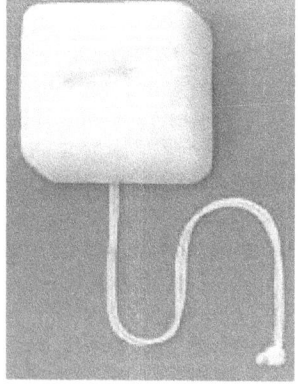

6.4 Medikamentöse Behandlungsverfahren

6.4.1 Anticholinergika

Das weit verbreitete Symptom des Dranges bzw. der Dranginkontinenz kann das Leben der Betroffenen stark beeinflussen. Es handelt sich um ein deutlich altersabhängiges Krankheitsbild. In der Altersgruppe der Menschen mit 75 Jahren liegt die Prävalenz der gesamten Bevölkerung bei 30—40 %. Ein großes Problem stellt die hohe Zahl der unbehandelten Patientinnen dar, die meist aus Schamgefühlen heraus nur zu 30% mit Ihrem Arzt über die Beschwerden sprechen.

Drang und Dranginkontinenz die auf eine Überaktivität des Blasenmuskels (Detrusor vesicae) zurückzuführen sind, werden heute in erster Linie mit der Stoffgruppe der **Anticholinergika** behandelt. Diese erreichen eine Dämpfung der hyperaktiven Blasenmuskulatur und erhöhen die Blasenkapazität. Ihr Wirkort ist der sog. Muskarinrezeptor (im menschlichen Organismus werden 5 verschiedene muskarinerge Rezeptoren unterschieden, vor allem Muskarinrezeptoren Typ 2 und 3 werden auf Detrusorzellen nachgewiesen). Die M2-Rezeptoren hemmen die **ß3-adrenerg vermittelte** (diese Tatsache ist wichtig, wenn man sich der zweiten Behandlungsoption – der Mirabegrontherapie [s.u.] zuwendet) Detrusorrelaxation, sie führen daher indirekt zu einer Detrusorkontraktion. Bei Patientinnen mit „overactive bladder" werden vermehrt solche M2-Rezeptoren gefunden. Bei Patientinnen mit neurogenen Blasen können die instabilen Kontraktionen durch M2-Rezeptoren vermittelt sein.

Für die Kontraktion und somit die Blasenentleerung sind aber vor allem **M3-Rezeptoren**, die 20% der Rezeptoren auf den Detrusorzellen stellen, verantwortlich. Die M2-Rezeptoren scheinen die Wirkung der M3-induzierten Kontraktion zu verstärken.

Mit dem Ziel, die Verträglichkeit dieser auf das parasympatische Nervensystem wirkenden Substanzen zu steigern, werden zunehmend selektivere Anticholinergika eingesetzt.

Das Wissen über die Verteilung der Rezeptorsubtypen an verschiedenen Organen erklärt das Auftreten von Nebenwirkungen.

Hinsichtlich der rezeptorvermittelten Nebenwirkungen kann durch Selektivität des Anticholinergikums das Nebenwirkungsprofil begünstigt sein.

Die Erfahrung zeigt, dass bei Unverträglichkeit eines Anticholinergikums, sei es selektiv oder unselektiv, ein Präparatewechsel den eventuellen positiven Effekt am Detrusor weiterhin gewährleisten kann, bei geringeren Nebenwirkungen.

Anticholinergika können auch transdermal verabreicht oder in die Blase gegeben (intravesikal instilliert) werden. Retardpräparate und Präparate, die leberunabhängig verstoffwechselt werden sind ebenfalls erhältlich.

Nebenwirkungen der Anticholinergica sind nach Absetzen der Therapie rasch reversibel.

Häufig auftretende Nebenwirkungen sind **Mundtrockenheit, Obstipation, Akkomodationsstörungen sowie Tachykardie**. Bei <u>Glaukompatientinnen</u> sollte die Behandlung nur nach Rücksprache mit dem betreuenden Augenarzt eingeleitet werden. Die Patientin sollten vor Behandlungsbeginn eingehend über diese möglichen Symptome informiert werden.

Alle Substanzen gehören entweder zu der Gruppe der sog. tertiären Amine (z.B. Oxybuynin [Detrusan®, Kentera®], Tolterodin [Detrusitol®], Solifenacin [Vesikur®], Darifenacin [Emselex®]) oder aber zu den quartären Ammoniumverbindungen (z.B. Trospiumchlorid [Spasmex®, Spasmourgenin®, Urivesc®]). Da lipophile Substanzen (tertiäre Amine) durch die Blut-Hirn-Schranke hindurch in den Liquorraum gelangen können, sind hier zentralnervöse Nebenwirkungen wie Schlafstörungen, Gedächtnisstörungen, Halluzinationen oder Verwirrtheitszustände möglich. Quartäre Ammoniumverbindungen als hydrophile Substanzen können die Blut-Hirn-Schranke nicht in nennenswertem Umfang überwinden; auch ihre Resorption aus dem Magen-Darm-Trakt ist deutlich geringer als bei den tertiären Aminen.

Die für den Abbau der Wirkstoffe verantwortlichen Leberenzyme (Zytochrome) können durch eine Vielzahl von Substanzen in ihrer Aktivität beschleunigt oder gehemmt werden. Bei gleichzeitiger

Einnahme in Kombination mit anderen Medikamenten ist damit eine Wirkverstärkung oder ein Wirkverlust möglich.

Die Verdachtsdiagnose der Blasenhyperaktivität wird bestätigt durch die Verbesserung der Situation unter Therapie. Ein Auslassversuch nach ansprechender Therapie kann nach sechs Monaten versucht werden. Bei Wiederauftreten der Symptome ist dann eine längerfristige Therapie indiziert.

6.4.2 ß³-Sympatomimetika

Betmiga enthält den Wirkstoff Mirabegron. Dieser Wirkstoff entspannt die Harnblasenmuskulatur (so genannter Beta-3-Adrenozeptoragonist), verringert dadurch die Aktivität einer überaktiven Blase und bessert die damit verbundenen Symptome. Es ist seit Dezember 2012 zugelassen.

Wie auch bei den Anticholinergica ist Vorsicht geboten,

• wenn Sie Schwierigkeiten haben, Ihre Blase zu entleeren, oder wenn Sie einen schwachen Harnstrahl haben oder wenn Sie andere Arzneimittel zur Behandlung der überaktiven Blase wie anticholinerge Arzneimittel einnehmen.

Zusätzlich ist Mirabegron mit Vorsicht zu verordnen/nicht anwendbar

• wenn Sie eine Nieren- oder Lebererkrankung haben. Möglicherweise muss Ihr Arzt Ihre Dosis verringern, oder er wird Ihnen sagen, Mirabegron nicht einzunehmen, besonders, wenn Sie weitere Arzneimittel wie Itraconazol, Ketoconazol, Ritonavir oder Clarithromycin einnehmen. Informieren Sie Ihren Arzt über andere Arzneimittel, die Sie einnehmen.

• wenn Sie einen *sehr hohen und nicht mit Arzneimitteln eingestellten Blutdruck* haben.

• wenn Ihr Elektrokardiogramm (EKG, Aufzeichnung der Herzaktivität) eine Anomalie zeigt, die **QT-Verlängerung** genannt wird, oder wenn Sie Arzneimittel einnehmen, von denen bekannt ist, dass sie eine QT-Verlängerung verursachen, wie beispielsweise:

> • Arzneimittel gegen Herzrhythmusstörungen wie Chinidin, Sotalol, Procainamid, Ibutilid, Flecainid, Dofetilid und Amiodaron;

- Arzneimittel, die bei allergischer Rhinitis angewendet werden; Arzneimittel gegen psychische Erkrankungen (Antipsychotika) wie Thioridazin, Mesoridazin, Haloperidol und Chlorpromazin;
- Arzneimittel gegen Infektionen wie Pentamidin, Moxifloxacin, Erythromycin und Clarithromycin.

Wie alle Arzneimittel kann auch dieses Arzneimittel Nebenwirkungen haben, die aber nicht bei jedem auftreten.

Die schwerwiegendste Nebenwirkung ist ein unregelmäßiger Herzschlag (*Vorhofflimmern*). Dabei handelt es sich um eine nur gelegentlich auftretende Nebenwirkung (kann 1 Behandelten von 100 betreffen oder weniger). Wenn diese Nebenwirkung auftritt, müssen Sie die Einnahme sofort beenden und sich dringend mit einem Arzt in Verbindung setzen.

Häufige Nebenwirkungen (bei 1 bis 10 % der Behandelten)
- beschleunigte Herzfrequenz (Tachykardie)
- Harnwegsinfektion
- Übelkeit.

Gelegentlich auftretende Nebenwirkungen (bei 1 bis 10 ‰)
Harnblaseninfektion (Zystitis), spürbares Herzklopfen (Palpitationen), Scheideninfektion, Störungen des oberen Verdauungssystems (Dyspepsie), Magenschleimhautentzündung (Gastritis), Gelenkschwellungen, Juckreiz im Bereich von Vulva oder Scheide (vulvovaginaler Pruritus), erhöhter Blutdruck, Anstieg der Leberwerte (GGT, AST und ALT), Juckreiz, Ausschlag oder Nesselausschlag (Urtikaria, Ausschlag, makulöser Ausschlag, papulöser Ausschlag, Pruritus).

Seltene Nebenwirkungen (bei 1 bis 10 Behandelten von 10.000)
Schwellung des Augenlids (Augenlidödem), Schwellung der Lippen (Lippenödem), Schwellung der tieferen Hautschichten, die durch Flüssigkeitsansammlungen hervorgerufen wird, die jeden Körperteil inklusive Gesicht, Zunge oder Rachen betreffen kann, und die zu Schwierigkeiten beim Atmen führen kann (Angioödem), kleine rote Flecken auf der Haut (Purpura), Entzündung kleiner Blutgefäße, vorwiegend im Bereich der Haut (leukozytoklastische Vaskulitis).

Aktuell ist die Verordnungsituation von Mirabegron schwierig. Daher muss die Patientin eine *Kostenerstattung für den Bezug des Medikamentes über eine internationale Apotheke bei der gesetzlichen Krankenversicherung beantragen*, da das Medikament nach wie vor in Deutschland zwar zugelassen ist, jedoch wegen gescheiterter Preisverhandlungen mit dem GKV-Spitzenverband ab 1.6.2015 außer Vertrieb ist und der Hersteller (Astellas) zum 1.12.15 nun die Löschung von Betmiga® aus der sog. Lauertaxe beantragt hat, nachdem auch das Schiedsverfahren am 3.11.15 ohne für die Patienten positives Ergebnis abgeschlossen ist.

6.4.3 Duloxetin

Duloxetin-HCL wirkt im zentralen Nervensystem und sorgt im Blasenzyklus in der Verschluss- und Speicherphase für eine bessere Harnröhrenabdichtung. Die Speicherung von Urin in der Blase wird durch zwei periphere Nervensysteme - dem sympathischen und dem somatischen Nervensystem ermöglicht.

Der sympathische Nervus hypogastricus und sein Neurotransmitter Noradrenalin sorgt für eine über Rezeptoren vermittelte Relaxation der glatten Detrusormuskulatur und über $\alpha 1$-Adrenorezeptoren für eine Kontraktion des glatten urethralen Muskels.

Der Wirkmechanismus von Duloxetin im somatischen Nervensystem basiert auf einer Wiederaufnahmehemmung zentraler Neurotransmitter ins präsynaptische Neuron in einem Kerngebiet im Rückenmark auf Höhe S2- S3 von Motoneuronen des Nervus pudendus, dem sogenannten Onuf'schen Nucleus.

Die erhöhte Konzentration dieser Neurotranmitter sorgt für eine vermehrte Aktivität im postsynaptischen Neuron und bewirkt eine verstärkte Kontraktion von quergestreifter Harnröhrensphinktermuskulatur durch den Transmitter Acetylcholin welcher am nikotinergen Rezeptor der Rhabdosphinktermuskulatur wirkt. .

Die Frage warum Duloxetin in der Speicherphase de Blasenzyklus den Rhabdosphinkter stärkt, aber in der Entleerungsphase den Urinfluss in keiner Weise beeinträchtigt wird durch die Rolle des Neurotransmitters Glutamat erklärt. Glutamat aktiviert den Nervus pudendus in der Speicherphase des Blasenzyklus. Dadurch erst wird die rezeptorvermittelte Wirkung eines erhöhten Noradrenalin- und Serotoninspiegels ermöglicht. Gibt das pontine Miktionszentrum dem sakralen Miktionszentrum Impulse die zur Hemmung der Pudendusaktivität führen, geschieht diese Hemmung ebenfalls glutamatvermittelt.

In Abb. 36 wird schematisch die Wiederaufnahmehemmung von Noradrenalin gezeigt. Normalerweise wird Noradrenalin nach der Abgabe in den synaptischen Spalt wieder aufgenommen (Recycling).

Duloxetin blockiert die Wiederaufnahme von 5-HT (Serotonin) und NE (Noradrenalin) und verstärkt somit die Rezeptoraktivierung der postsynaptischen Zielzelle (hier am Beispiel der NE-Wiederaufnahmehemmung):

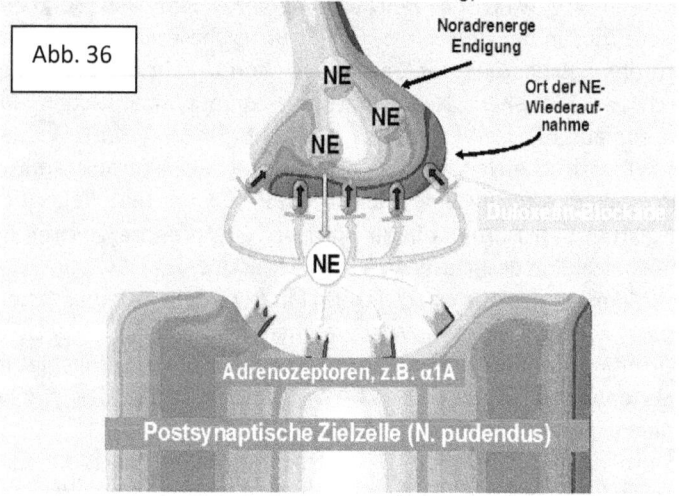

Bymaster F et al. *Neuropsychopharmacology.* 2001;25:871-880.

Durch die Duloxetin-Blockade der Wiederaufnahme von Noradrenalin, steigt die Noradrenalin Konzentration im synaptischen Spalt. Es erfolgt eine verstärkte Rezeptoraktivierung der Zielzelle (hier Nervus pudendus, der den Sphinkter innerviert) und damit eine verstärkte Sphinkteraktivität. Nun kann auch der bei Belastung (Husten, Niesen) entstehender intraabdominaler Druck durch den Duloxetin-verstärkten Sphinktertonus kompensiertet werden. Der Urin wird gehalten.

Nur wenn Glutamat während der Füllphase vorhanden ist, kann der

Füllphase

Abb. 37

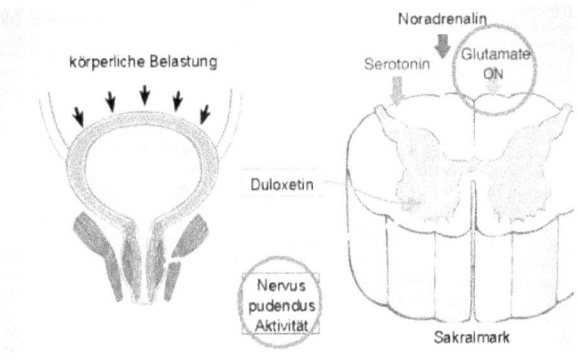

Entleerungsphase

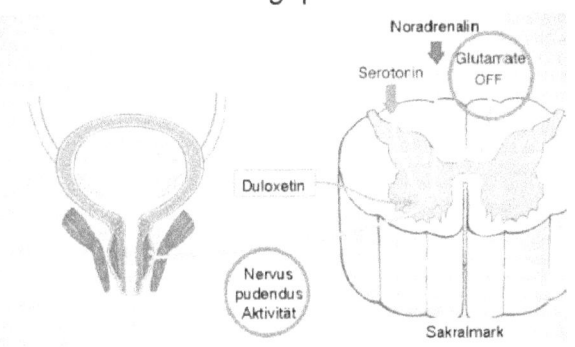

Duloxetin beeinträchtigt die normale Blasenentleerung nicht, weil kein Glutamat vorhanden ist.

Thor HB et al. J Pharmacol Exp Ther 1989;248(3):1018-1025

Serotonin-/Noradrenalin-Wiederaufnahmehemmer Duloxetin zu einer stärkeren Kontraktion des Schließmuskels beitragen.

Modellbeispiel Radio: Ist der Einschaltknopf (hier Glutamat) aktiviert, kann man mit den Lautstärkereglern (hier Duloxetin) die Lautstärke (hier die Aktivität des N. pudendus) erhöhen/verstärken.

Während der Entleerungsphase ist Glutamat nicht vorhanden. Daher kann Duloxetin (obwohl vorhanden) nicht verstärkend wirken. Damit kann die Entleerung ungestört verlaufen:

Nebenwirkungen (Abb. 38):

Nebenwirkungen > 5%

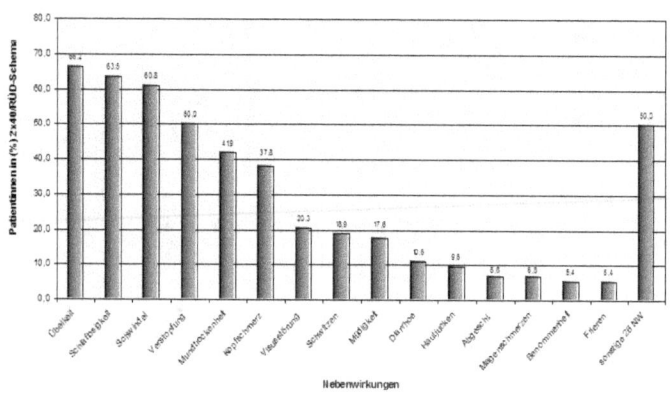

▶ Übelkeit war die bei unseren Patientinnen am häufigsten angegebene Nebenwirkung ist. Die weiteren Nebenwirkungen, die bei mehr als 60% der Patientinnen auftraten sind:

▶ Schlaflosigkeit und Schwindel (52%, bei Einschleichen 32%)

▶ Verstopfungen, die der Therapie zugeschrieben werden (50%)

▶ Mundtrockenheit (41%) - das am 5 häufigsten beklagte Symptom

▶ Kopfschmerzen (38 %)

▶ Visusstörung (20%)

▶ Schwitzen (20%)

▶ Müdigkeit (18%)

- Diarrhoe, Hautjucken, Abgeschlagenheit, Magenschmerzen und Benommenheit (mit 5%)
- Ereignisse die von weniger als 5% der Patientinnen beschrieben wurde sind 26 genannt. Eine dieser Nebenwirkung war eine Halluzination.

Die nach Einnahmemodus betrachteten Ergebnisse zeigen, dass die Übelkeit bei Volldosis in 78% und bei einschleichender Therapie nur in 50% der Fälle auftrat. Das Maximum der Übelkeit findet sich am 2. Therapietag (63% der Patientinnen die Übelkeit verspürten merken sie zu diesem Zeitpunkt). Bei Einschleichen trat sie am 5. Tag auf. Nebenwirkungen finden sich vor allem in den ersten Tagen der Therapie und innerhalb der ersten 28 Behandlungstage werden sie immer seltener beschrieben.

Die Ergebnisse der medikamentösen Therapie der Harninkontinenz mit Duloxetin zeigen bezüglich der Gesamtnebenwirkungsraten eine doch recht hohe Anzahl von Nebenwirkungen [NW], inkl. kumulierter Nebenwirkungen (bei ein und derselben Patientin). Demgegenüber steht eine Effektivität (gemessen an der individuellen Vorlagenreduktion) von ca. 60%. Diese Relation bewertet jeder anders (Patientinnen, Therapeuten, Industrie). Daher muss in jedem Fall eine individuelle Therapieentscheidung getroffen werden. Es sollte nicht prinzipiell nach einem starren, vorgegebenen Schema vorgegangen werden. Es ist durchaus möglich, dass eine multimorbide Patientin nach Abwägung einen größeren Nutzen durch eine Inkontinenzoperation (minimal-invasiv durchgeführt) hat, als durch eine insgesamt belastendere medikamentöse Therapie mit geringerer Effektivität. Auf der anderen Seite kann auch nach einer fehlgeschlagenen Inkontinenzoperation eine Duloxetineinnahme versucht werden. Damit stellt Duloxetin eine Therapiemöglichkeit dar, nicht aber einen Therapiestandard oder gar ein „Muss".

6.5 Weitere Behandlungsoptionen

6.5.1 Restitution der GAG-Schutzschicht der Blase...
6.5.1.1 ...auf ernährungsphysiologischer Basis

Blasenentzündungen gehen nicht nur im Alter oft in einen chronischen Zustand über. Die äußeren und inneren Geschlechtsorgane der Frau und auch die Harnröhre und Blase sind durch von außen aufsteigende, entzündliche Erkrankungen besonders gefährdet. Die Krankheitserreger stammen meistens aus dem Darm oder von der Körperhaut. Sie können aber auch bei sexuellem Kontakt übertragen werden. Krankheitserregende Bakterien, Viren und Pilze verursachen Schwellungen, Rötungen, Juckreiz und Schmerzen. Steigt die Entzündung bis zu den Eileitern oder bis zu den Nieren auf, kommen Fieber und ein schweres Krankheitsgefühl dazu.

Im Normalzustand verhindern eine gesunde Scheidenhaut und ein durch Milchsäurebakterien gebildetes, saures Scheidenmilieu ein Aufsteigen und eine Vermehrung der krankmachenden Erreger. Keime können sich in der Blase einnisten und vermehren. Gründe sind ein ungenügender Harnröhrenverschluss, z.B. bei dünner Schleimhaut infolge Östrogenmangels aber auch eine ungenügende Spülung der Blase und Harnröhre bei zu geringen Trinkmengen, ein Zustand der durch Drangprobleme wie in einem Teufelskreis unterhalten wird. Ferner kann es durch eine Lageveränderung der Blase zum Abquetschen der Harnröhre kommen mit hohen Restharnmengen, die ein gutes Milieu für Keime bilden. Eine Abwehrschwäche der Schleimhäute und ungünstige Intimpflege spielen eine weitere wichtige Rolle. Häufig kommt es zu Rückfällen, sodass unterschiedliche Antibiotika-Präparate angewandt werden müssen. Dies hat zur Folge, dass die Keime immer resistenter werden.

Zur Behandlung und als Vorbeugung dienen:
- Trink- und Blasentraining
- Intimpflege mit abwehrfördernden und schleimhautaufbauenden Mitteln
- Hormone

- Antibiotika und Antimykotika im akuten Entzündungsstadium
- Naturheilmethoden
- Pessare.

Reizblasensyndrom und Dranginkontinenz sind oft vergesellschaftet und häufig nur sehr schwer von einer Sonderform der chronischen Blasenentzündung, der sog. Interstitiellen Zystitis (IC) (die aber seltener ist) zu unterscheiden.

Manchmal bringt hier eine Gewebeprobe aus der Blasenschleimhaut Klarheit. Oftmals helfen aber bei beiden Formen als Begleitmaßnahme diätetische Verhaltensmaßregeln, die es bei chronischer Blasenentzündung, IC und Reizblasensyndrom einzuhalten gilt.

Das Reizblasensyndrom beispielsweise kann seine Ursache in einem Defekt der Schutzschicht der Blasenschleimhaut (es wird nicht genügend „Schleim" produziert) haben. Auch hier ist die Regeneration durch diätetische Maßnahmen zu unterstützten.

Mit einer Reizblase oder gar Interstitiellen Zystitis zu leben, ist eine Herausforderung, die Kreativität, Geduld und Entschlossenheit verlangt. Zum gegenwärtigen Zeitpunkt führen die bekannten Therapiemöglichkeiten noch nicht in jedem Fall zu befriedigenden Erfolgen. Es ist nachgewiesen, dass über 70 % der IC-Patienten an Allergien oder Nahrungsmittel-unverträglichkeiten leiden. Es liegt also nahe, dass bei vielen Betroffenen die Ernährung den Krankheitszustand beeinflussen kann. Leider ist immer noch nicht überall bekannt, dass Unverträglichkeiten erhebliche Schmerzen auslösen können. Einfache Atemtests, die meistens Gastroenterologen durchführen, können da schon einmal die häufigsten Unverträglichkeiten abklären. Für Menschen, die z.B. eine Fruktoseunverträglichkeit haben wäre eine sog. „gesunde Ernährung" mit viel Obst und Gemüse ganz fatal.

Viele Patienten berichten, dass bestimmte Lebensmittel die starken Blasenschmerzen oder den Harndrang beeinflussen. Umfragen ergaben, dass es in vielen Fällen große Übereinstimmungen gibt. Es gibt aber auch viele Lebensmittelunverträglichkeiten die sehr individuell sind und keine allgemeine Empfehlung zulassen. Auch wird manchmal vergessen, dass man auch mehrere Unverträglichkeiten haben kann. Es kann also vorkommen, dass jemand keine Fruktose und keine Laktose verträgt. Wenn dann noch eine Weizenunverträglichkeit dazu kommt, ist es sinnvoll, sich in einschlägigen Internet-Foren Rat zu suchen. Zum Teil übernehmen die Krankenkassen dann auch eine Ernährungsberatung.

Da es bisher jedoch keinen anerkannten wissenschaftlichen Beweis dafür gibt, dass bestimmte Nahrungsmittel Patienten mit IC schaden können, sollte man in erster Linie eine ausgewogene Ernährung zu sich nehmen. „Nach Studien des ICA-Deutschland, von Gillespie und von Moldwin wurde bestätigt, dass ein Zusammenhang zwischen der Ernährung und den Beschwerden der IC in vielen Fällen besteht.

Dies ist jedoch - wie viele Vermutungen bezüglich dieser Krankheit - nach wie vor umstritten, da es auch andere Studien gibt, die zu anderen Ergebnissen kommen. Viele Patienten haben erfahren, dass eine bestimmte Ernährung bei ihnen besonders die starken Schmerzen einschränken oder lindern kann. Es gibt aber kein Patentrezept, das für jeden Patienten Gültigkeit hat. Jeder Arzt kennt die Schwächen der schulmedizinischen Therapie bei chronischen Erkrankungen. Oft bringen alternative Therapien und Erfahrung in Ergänzung zur Schulmedizin weitaus bessere Ergebnisse. Fest steht: unsere westliche, industrialisierte Landwirtschaft und so genannte "moderne" Ernährung liefert viel zu viele Säuren (genauer gesagt: Säureäquivalente), als unser Körper braucht bzw. wieder ausscheiden kann.

Fest steht, dass unsere westliche, industrialisierte und so genannte "moderne" Ernährung viel zu viele Säuren liefert (genauer gesagt: Säureäquivalente), als unser Körper braucht bzw. wieder ausscheiden kann. Der Mensch ist biologisch und biochemisch gesehen ein basisches Wesen. Die Skala des pH-Wertes (**potentia Hydrogenii** = die Kraft des Wasserstoffs) erstreckt sich von **pH 1 = stark sauer, pH 7 = neutral bis pH 14 = stark basisch.** Der Magen mit einem pH-Wert von 1,5 und das Vaginalsekret mit einem pH-

Wert von 3,5 benötigen ein großes basisches Reservoir, um ihren natürlichen Säurewert aufrecht erhalten zu können. Übersäuerung stört die Säure-Basen-Regulation des Magens und der Vagina.

Der pH-Wert von Körperflüssigkeiten	
Speichel	7,5
Blut	7,35 — 7,45
Harn	6,5 — 7,0
Bauchspeichel	8,8
Fruchtwasser	8,0 — 8,5
Samenflüssigkeit	7,5 — 8,0

Säurespender	Basenspender
Phosphor	Natrium
Schwefel	Kalium
Chlor	Kalzium
	Magnesium

Die Folgen sind: Gastritis, Magengeschwüre sowie Entzündungen und Pilzbefall der Vaginalschleimhaut. Eine gesunde Haut hat einen pH-Wert von 7,3 — 7,5. Wer sich dauerhaft zu sauer ernährt, muss mit zahlreichen chronischen Krankheiten rechnen. Vor allem diese Erkrankungen werden durch zu viel Säure gefördert:

Rheuma und Gicht	Arthrose
Osteoporose	Gallen- und Nierensteine
Arteriosklerose	Kopfschmerzen
Migräne	Interstitielle Cystitis
Reizdarm-Syndrom	Allergien

Auch Folgeschäden, z. B. Wundheilungsstörungen werden durch eine Übersäuerung verschlimmert. Im Idealfall sorgt unser Körper selbst für einen ausgeglichenen Basen-Säuren- Haushalt. Unser Körper braucht täglich Säuren, z. B. für die Verdauung, sonst wird er innerhalb kurzer Zeit krank. Es geht nicht darum, jegliche

Säurezufuhr zu vermeiden. Ziel sollte es sein, die Zufuhr säurelastiger Nahrungsmittel auf ein gesundes Maß zu reduzieren und mehr basenreiche Lebensmittel zu sich nehmen. Basen sind die "Gegenspieler" der Säuren. Säuren und Basen müssen im Körper in einem gewissen Verhältnis vorliegen. Basen puffern ein Zuviel an Säuren ab. Eine häufige Annahme und Frage ist: "Führt die Einnahme von Basenpulver und Basentabletten nicht viel schneller zum Erfolg?"

Nun: Basenpräparate bestehen aus verschiedenen Mineralstoffen, meist Kalium, Calcium und Magnesium. Theoretisch könnten Sie auch nur Natriumbikarbonat (auch bekannt als Natron) nehmen. Alle diese Mittel bilden im Körper starke Basen und können sehr gut Säuren abpuffern. Natron war früher auch das Hausmittel bei Sodbrennen.

Das Problem ist nur: So viele Säuren bekommen die zugeführten Basen gar nicht so schnell zu fassen. Ein Glas aufgelöstes Basenpulver passiert den Darm so schnell, dass nur ein Teil der Mineralstoffe vom Darm aufgenommen werden kann. Der Rest wird ungenutzt ausgeschieden. Und auch die ins Blut aufgenommenen Basenbestandteile werden umgehend wieder über die Nieren entfernt, da das Blut starke Säure-Basen-Schwankungen nicht verträgt.

Das natürliche Säure-Basen-Gleichgewicht besteht aus ca. 20 % Säuren und 80 % Basen. Ein saurer pH-Wert des Urins ist vor allem ein Beweis dafür, dass die Nieren tatsächlich überschüssige Säuren ausscheiden. Er schwankt im Laufe des Tages ständig. Bei einem Defekt der Schleimhautschutzschicht in der in der Harnblase, wie es z. B. bei der Interstitiellen Zystitis der Fall ist, kann es also stark spürbar sein, wenn der Urin sehr sauer ist. Der pH-Wert des Urins ist jedoch kein sicherer Anhaltspunkt dafür, dass im Körper eine Übersäuerung vorliegt, dafür müsste der pH-Wert des Blutes ermittelt werden. Um es unserem Körper zu erleichtern den pH-Wert auf seinen idealen Wert einzupendeln, müssen wir das korrekte Gleichgewicht einer basischen und säurebildenden Ernährung finden. Eine solche Ernährung sollte aus mindestens 75% basischen Lebensmitteln bestehen, wie z.B. Gemüse, und nie mehr als 20 bis 25% säurebildender Lebensmittel. Es darf dabei bitte nie vergessen werden, ausreichend Flüssigkeit zu sich zu nehmen!

Wenn Sie z. B. an rheumatischen Erkrankungen leiden, können Sie die entsäuernde Wirkung der basenreichen Nahrungsmittel durch bestimmte Zubereitungsformen kräftig unterstützen. Ganz hervorragend hilft eine selbst gekochte Basenbrühe oder Basensuppe. Sehr wirksam zum entsäuern sind auch frisch zubereitete Gemüsesäfte aus Tomaten, Sellerie und Möhren, je zu gleichen Teilen, denen Sie etwas Sojasauce beifügen können. Auch fertige naturreine Gemüsesäfte und Frisch-Pflanzensäfte sind eine gute Alternative. Eine weitere sehr wirksame Möglichkeit zum entsäuern bietet Sauerkraut: Essen Sie täglich morgens 1 EL frisches klein geschnittenes Sauerkraut auf nüchternen Mangen. Trinken Sie außerdem täglich mindestens 2 Liter reines Wasser, um die überschüssigen Säuren auszuscheiden. Setzen Sie jedem Glas einige Spritzer frischen Zitronensaft, Apfel- oder Obstessig zu. Denn auch diese **wirken** basisch. Ein sehr geeignetes Wasser zum Entsäuern sind Heilwässer. Nehmen Sie alle basenreichen Flüssigkeiten in kleinen Schlucken über den Tag verteilt zu sich, damit Ihr Darm möglichst viel von den wertvollen Mineralstoffen aufnehmen kann.

Basensuppe aus Gemüse - perfekt zum Entsäuern

Für zwei Personen brauchen Sie: 1/2 Zwiebel, 2 Petersilienwurzeln, 1 kleine Sellerieknolle, ½ Weißkohl, 2 Stangen, Lauch, 2 kleine Rote Bete oder Zucchini, 1 Lorbeerblatt, etwas Basilikum.

Die folgenden Empfehlungen beruhen auf Erfahrungswerten, die jeder für sich ausprobieren kann. Die Lebensmittel, die im Folgenden als möglicherweise problematisch genannt werden, sind nicht als strenge Liste zu verstehen. Ihre Schädlichkeit ist nicht bewiesen. Die Verträglichkeit ist bei allen Patienten unterschiedlich und zudem auch tagesformabhängig. Man sollte sich also nicht auf Verdacht Lebensmittel, die man mag, aufgrund dieser Liste einfach versagen. Vielmehr sollte man individuell austesten, ob man auf bestimmte der genannten Lebensmittel mit erhöhten Beschwerden reagiert.

Die häufigsten Empfehlungen:
Vermeide:
Alkohol (Wein), Kaffee, (Schnitt)-Käse, Hefe, geräucherte oder gepökelte Produkte, Süßigkeiten, kohlesäurehaltige Getränke, starken Tee, Tomaten, Zitrusfrüchte, Essig, Fruchtsäfte und starke Gewürze.

Dazu kommen saure Speisen wie auch Ananas, Apfel, Aprikosen, Chilis, Erdbeeren, Nektarinen, Pfirsiche, Pflaumen, (Preiselbeeren), Trauben und Zitronensaft.

Fette:
Günstig: Olivenöl, Canolaöl, Macadamia-Nuss-Öl, Fischöl und Flachssamenöl.

Ungünstig: Maisöl, Distelöl, Sonnenblumenöl, Erdnussöl, Margarine, Backfett, Cholesterin und tierisches Fett.

Immunstimulierende Protektionskost:
In der Kur-Klinik Wildetal wurde eine immunstimulierende Diät entwickelt, die u. a. auch die Empfehlungen der Deutschen Gesellschaft für Ernährung berücksichtigt. Diese Diät eignet sich für alle Menschen, nicht nur für Patienten mit Reizblase oder Interstitieller Zystitis:

· 300 g (oder mehr) Gemüse pro Tag und
· 2 Stück (oder mehr) Obst pro Tag (ggf. leicht gedünstet)
· weniger Fleisch und zudem noch weniger dunkles (rotes) Fleisch
· wenig gesättigte Fette und einmal pro Woche Seefisch

Ein weiterer Ratschlag lautet, dass Patienten mit Reizblasensyndrom/IC Speisen mit Tyrosin, Tyramin, Tryptophan und Aspartat meiden sollen.

Die diesbezügliche Liste umfasst:
Avocados, Aspartam-Süßstoff, Aspartat in Vitamintabletten, Backpflaumen, Bananen, Bier, Bierhefe, Champagner, Corned Beef,

Feigen in Dosen, Hühnerleber, Limabohnen, Marmite-Soße, Mayonnaise, Nüsse, Rosinen, Roggenbrot, Saccharin, Saubohnen, Saurer Hering, Saure Sahne, Schokolade, Soja-Sauce, Wein, Joghurt und Zwiebeln.

Weitere Tipps

Rauchen und Stress sind ebenso zu vermeiden.
Achten Sie auf leichte und gesunde Kost und sorgen Sie für gute Verdauung. Nehmen Sie mehrere kleine Mahlzeiten am Tag statt einer großen Mahlzeit ein.

⇨ Preiselbeersaft

Durch die Einnahme von ca. 300 ml Preiselbeersaft pro Tag kann durch das Blockieren der bakteriellen Anhaftmechanismen an die Schleimhautzellen eine Verringerung der Harnwegsinfektionshäufigkeit erzielt werden, so dass dieses Therapieprinzip bei wiederkehrenden bakteriellen Infekten in Zukunft weitere Beachtung finden dürfte. Alternativ kann Preiselsan® als Lutschtablette bezogen werden oder Cranberry 400 mg 2 x tgl. (mit Vit. C).

⇨Trinkmenge und Kalium

Es gibt die Vermutung, dass im Urin enthaltenes Kalium die Blasennerven von Reizblasen-/IC-Patienten reizen und so Harndrang und Schmerzen hervorrufen könnte. Möglicherweise könnte es daher helfen, kaliumreiche Mineralwässer zu vermeiden. Auch das Trinken größerer Flüssigkeitsmengen wäre im Hinblick auf die Kalium-Therapie ratsam, da so die Konzentration des Kaliums verdünnt werden könnte. Dies können Patienten mit IC aber leider nur bis zu einem gewissen Grad umsetzen, da der Urin ihnen bereits allein aufgrund der Menge Schmerzen bereiten kann und die Anzahl der Toilettengänge unzumutbar werden kann. Es wird aber nochmals darauf hingewiesen, dass der Körper eine gewisse Flüssigkeitszufuhr braucht. Als Minimum sollte man daher eineinhalb Liter Flüssigkeit pro Tag trinken und den Rest der benötigten Flüssigkeit über Nahrungsmittel, wie z. B. Gemüse und Obst, zuführen.
Übermäßiges Kalium wird in der Regel vom Körper ausgeschieden. Zu wenig Kalium kann dem Körper schaden. Bei guter Mischkost tritt aber kein Kaliummangel im Köper auf.

Diät-Tagebuch

Man kann ausprobieren, ob man ein Lebensmittel verträgt oder nicht, indem man ein bestimmtes Nahrungsmittel über mehrere Tage in größeren Mengen verzehrt. Wenn sich daraufhin die Beschwerden verschlimmern, kann man dieses in Zukunft meiden. Es kann eine Erleichterung sein, wenn man ein „Tagebuch" anlegt und die Speisen, die man für 5 bis 7 Tage ausprobiert hat, einträgt. Die Liste der „verbotenen" Speisen mag am Anfang erschreckend erscheinen. Aber bedenken Sie, es gibt noch eine Menge Dinge, die Sie genießen dürfen. Einige Reizblasen/ IC-Patienten berichten, dass sie die wenigsten Probleme mit Reis, Kartoffeln, Nudeln, Gemüse, Fisch und Geflügel haben. Mit diesen Nahrungsmitteln als Basis für Ihre Diät können Sie nahrhafte und genussvolle Mahlzeiten herstellen. Sobald Sie einmal wissen, welche Nahrungsmittel bei Ihnen die Schmerzen verstärken, können Sie auch beruhigt auswärts essen gehen.

Probieren geht über studieren

Nahrung mit hohem Eiweißgehalt kann im Körper weitgehend „sauer" reagieren Pflanzliche Nahrungsmittel mit Mineralstoffanteil bilden im Verlauf des Stoffwechsels basische Bausteine.

Jedem Nahrungsmittel kann eine Zahl zugeordnet werden, welche das ungefähre relative Potential an Alkalität / Basizität (+) widerspiegelt. Je höher die Zahl, desto basischer ist das Nahrungsmittel.

Gemüse	Nüsse	Früchte	Fette (Kaltge- presste Öle)	Getreide und Hülsen- früchte	Samen und Kerne
Endivie, frisch +14.5	Paranuss +0.5	Limette +8.2	Olivenöl +1.0	Buchweizen- Schrot +0.5	Sesamkerne +0.5
Cayenne Pfeffer +18.8	Mandeln +3.6	Frische Zitrone +9.9	Leinsamenöl +3.5	Dinkel +0.5	Kreuzkümmels amen +1.1
Löwenzahn +22.7		Tomate +13.6		Hirse +0.5	Fenchelsamen +1.3
Schwarzwurz +1.5		Avocado (Protein) +15.6		Linsen +0.6	Leinsamen +1.3
Sojasprossen +29.5				Sojamehl +2.5	Kümmelkörner +2.3
Gurke, frisch +31.5				Tofu +3.2	Sonnenblume nkerne +5.4
Meerrettich +6.8				Sojabohnen, frisch +12.0	Kürbiskerne +5.6
Weissrübe +8.0				Weisse Bohnen +12.1	Weizenkern +11.4
Karotte +9.5				Granuliertes Soja +12.8	
Rübe +11.3				Sojanüsse +26.5	
Roter Rettich +16.7				Soja-Lecithin (pur) +38.0	
Spinat +8.0					
Schnittlauch +8.3					
grüne Bohnen +11.2					
Sauerampfer +11.5					
Knoblauch +13.2					
Sellerie +13.3					

Rosenkohl +0.5
Erbsen, reif +0.5
Spargel +1.3
Schwarzwurz +1.5
Kartoffeln +2.0
Weißkraut +2.0
Kopfsalat +2.2
Zwiebel +3.0
Weißer Rettich +3.1
Steckrübe +3.1
Blumenkohl +3.1
Weißkohl +3.3
Wirsingkohl +4.5
Feldsalat +4.8
Erbsen, frisch +5.1
Kohlrabi +5.1
Zucchini +5.7
Rotkohl +6.3
Rhabarber Stängel +6.3
Lauch (Zwiebeln) +7.2
Wasserkresse +7.7

6.5.1.2 ...auf medikamentöser Basis

Zwischen Urin und Blut besteht ein Konzentrationsgradient für Kalium und Harnstoff, der für den Aufbau eines osmotischen Druckes für einen Flüssigkeitseinstrom von den Gefäßen in Richtung Blase verantwortlich ist. Dies wird vereinfacht durch den Unterschied im hydrostatischen Druck (niedrig in der Blase, hoch in den Gefäßen). Dabei muss die für den Organismus gefährliche Rezirkulation harnpflichtiger Substanzen verhindert werden (Kalium, Harnstoff, usw.). Ferner würde bei einer 10-fach höheren Kaliumkonzentration im Urin dessen Passage durch die Blasenschleimhaut zur unmittelbaren Depolarisation der Detrusormuskelfasern und damit zur durch endogene Transmitter nicht hemmbaren Kontraktion des Blasenmuskels [Detrusor] (=Drang) führen.

Da mit Zunahme des Füllungszustandes der Blase und der Dehnung des Urothels seine Durchlässigkeit zunimmt, gibt es einen Mechanismus im Gefäßniveau, der unter Vermeidung der Wiederaufnahme harnpflichtiger Substanzen aus dem Urin ins Blut deren Anreicherung und Wirkung am Detrusor zu verhindern in der Lage ist (ein arterio-venöses Gegenstromprinzip). Dieser Schutzwall zwischen suburothelialem Gewebe und Detrusorgewebe verhindert den Kontakt hochkonzentrierten Kaliums mit dem Detrusor ohne dass es zu einer Reabsorption zu hoher Konzentrationen nierenpflichtiger Substanzen kommt. Das System funktioniert nur, wenn die Blasenschleimhaut überzogen ist mit einer Schutzschicht, vergleichbar der Wachsschicht auf dem Autolack. Diese Glykosaminoglykanschutzschicht wird von den Schleimhautzellen der Blase aufgebaut und erhalten. Sind diese geschädigt (durch Hormonmangel, chron. Entzündung, Einwirkung schädigender Substanzen, Durchblutungsstörung der Blasenwand,...) kommt es zu Defekten. Ein solcher Defekt in der GAG-Schicht bei unverändertem suburothelialen Blutfluss würde eine für das Individuum gefährliche Situation darstellen (K^+-Vergiftung). Da biologisch gesehen das Überleben des Individuums wichtiger als die Blasenkontrolle ist, führt die Steigerung der Durchlässigkeit der Schleimhaut der Blase zu einer Minderung der suburothelialen Durchblutung bis hin zur Ischämie (völliger Durchblutungsverlust), bedingt durch die Anreicherung an K^+-Ionen um die Gefäße herum, was deren Zusammenziehen bis zum Verschluss hervorruft. Die Minderdurchblutung reduziert den wash-out-Effekt (transurotheliale Filtration) und die Effektivität des Gegenstromsystems. Dieses funktioniert nach wie vor, jedoch der massive K^+-Ausstrom, der bei schwacher Filtration nur ungenügend zurückgedrängt werden kann, schwächt seine Rolle als Detrusorschutzmechanismus. Der Anstieg der extrazellulären Kaliumkonzentration führt zu durch Neurotransmitter nicht hemmbare Detrusorkontraktionen und damit zu Drang oder Blasenschmerzen.

Therapeutisch sollte daher versucht werden die Giftstoffe (Noxen) auszuschalten (süße, saure oder alkoholhaltige Getränke, Tee, Kaffee, ...), die hormonelle Situation zu optimieren (lokal Estriol, 2 x 0,5 mg pro Woche), eine bakterielle Kontamination zu beseitigen (Preiselsan® 2—3 x 1—2 Lutschtablette(n)* über 3 Monate, Cranberry-Kapseln 400 mg 2 (-3) x tgl. oder TMP 100 mg 1-0-1 über 6 Wochen) und nach Zystoskopie zum Ausschluss/Bestätigung der Diagnose z.B. einer sog. *Interstitiellen Zystitis* eine Behandlung einzuleiten.

Es existieren unterschiedliche Therapieschemata (nach Hohlbrugger), die (früher) neben Verapamil (Durchblutungssteigerung, Ca++-Antagonist - nicht mehr verfügbar), einem Kortikoid und Heparin unterschiedliche Substanzen mit Einfluss auf die Blasenwand beinhalten:

- *Pentosanpolysulfat*

Der Wirkstoff Natrium-Pentosanpolysulfat (PPS) wird unter dem Namen cyst-u-ron® als gebrauchsfertige Lösung angeboten. Wirksamkeit und Verträglichkeit von PPS sind durch Studien belegt. In den USA ist PPS schon seit langem zur oralen Therapie einer Interstitieller Cystitis (IC) zugelassen. Das Medizinprodukt cyst-u-ron® ist zur Behandlung der Symptome einer IC in Apotheken erhältlich. Da es als „Medizinprodukt" klassifiziert wurde, ist die Kostenübernahme durch die Kasse ein „Verhandlungsfall".

- *DMSO (Dimethylsulfoxid)*

Dimethylsulfoxid hat antiphlogistische und analgetische Eigenschaften. Es findet daher therapeutische Verwendung als Arzneimittel zur Behandlung lokaler Schmerzzustände (beispielsweise bei Sportverletzungen oder rheumatischen Beschwerden) in Form von Cremes/Salben.. Da DMSO bei Blutergüssen zum schnellen Abschwellen beiträgt, wird es bei Bedarf in Kampfsportarten besonders angewandt. Seine besondere Fähigkeit ist das leichte Eindringen in Haut und andere Zellmembranen. Daher dient es oft auch als Trägersubstanz bei auf der Haut angewendeten Arzneimitteln zur Einschleusung der eigentlichen Wirkstoffe als sogenannter, d. h. in DMSO gelöste Substanzen werden leicht vom Organismus durch die Haut aufgenommen. Das gilt auch für die Blase.

DMSO wirkt

- entzündungshemmend (antiinflammatorisch)
- abschwellend
- gefäßerweiternd (vasodilatatorisch)
- Radikale bindend.

Daher ist es bei

- IC und
- chron.-rez. Zystitiden sowie
- Reizblasen

anwendbar.

Blasenbehandlung: Nach Indikationsstellung werden üblicherweise 50 ml, gelegentlich auch etwa mehr einer 50 (-70)%-igen Lösung nach Verabreichung von Instillagel® in die entleerte Blase langsam eingefüllt und dort 20 Minuten belassen. Bei empfindlichen Patientinnen kann man ein Buscopan- und/oder Schmerzzäpfchen 30 -40 Minuten vor der Maßnahme verabreichen. Die Wirkung tritt nach 2-4 Wochen ein, so dass man in den meisten Fällen 4-6 Wochen lang wöchentlich und dann nach Bedarf alle 2-4 Wochen behandelt.

Die Ansprechrate ist sehr unterschiedlich. Dimethylsulfoxid (DMSO) in die Blase instilliert, führt zu einer Symptomverbesserung zwischen

50 und 70% bei einer Erfolgsdauer zwischen 1 und 2 Monaten. Als Nebenwirkung wird ein unverkennbarer Knoblauchgeruch vermerkt. Da außer dem Knoblauchgeruch in de Ausatemluft keine relevanten Nebenwirkungen auftreten, ist ein Versuch möglicherweise sinnvoll.

- *Hyaluronsäure*

Unter anderem lässt sich auch ein Verlust von Hyaluronsäure, einem Bestandteil dieser Schutzschicht, feststellen. Durch eine Substitution von Hyaluronsäure kann die Schutzschicht der Blasenschleimhaut regeneriert werden. Auch diese Behandlungsoption kann versucht werden. In einer Studie mit 121 IC-Patienten konnte nach der Behandlung mit Hyaluronsäure bei 103 Patienten eine Verbesserung der Symptome festgestellt werden. Auf einer Skala von 0 bis10 hatten sie diese zuvor im Schnitt mit 8,5 bewertet – nach der Therapie lag der Wert bei 3,5.

Cystistat® besteht aus natürlich-reiner Hyaluronsäure. Diese wird vom Arzt über einen Katheter in die Harnblase eingebracht (instilliert) und kann dort die fehlende, körpereigene Hyaluronsäure der defekten Schutzschicht ersetzen. Außerdem wird diese Schicht zur eigenen Neubildung von Hyaluronsäure angeregt. Dadurch kann eine spürbare Linderung der Beschwerden wie schmerzhafter und ständiger Harndrang erzielt werden. Die Verabreichung von Cystistat® wird ambulant durchgeführt, ist weitgehend schmerzlos und nebenwirkungsfrei. Der Inhalt der 50 ml-Flasche Cystistat® sollte mindestens 30 Minuten, idealerweise 2 Stunden, in der Harnblase verbleiben. Nach einer kurzen Ruhepause kann der Patient die Praxis verlassen. Je nach Beschwerdebild sind bis zu 12 Behandlungen im wöchentlichen Abstand erforderlich. Manche Patienten spüren bereits nach den ersten Instillationen eine deutliche Besserung ihrer Beschwerden, bei anderen Patienten sind dafür mehrere Behandlungen notwendig. Nach Erreichen der Beschwerdefreiheit sollte noch eine weitere Instillation von Cystistat® erfolgen, um den Therapieerfolg zu sichern. Da es als „Medizinprodukt" klassifiziert wurde, ist die Kostenübernahme durch die Kasse ein „Verhandlungsfall".

- *Chondroitinsulfat*

Gute Erfolge werden auch mit 0,2 % Chondroitinsulfat-Instillationen in die Blase berichtet (Gepan® instill). Auch Chondroitinsulfat hilft dem Körper Defekte der Glykosaminoglykan- (GAG)-Schicht zu beheben. Durch die Gepan® instill Fertigspritze ist die intravesikale Instillation einfach: die Fertigspritze kann direkt mit dem Katheter verbunden werden, mit dem die Blase ohnehin entleert werden muss. Dies erlaubt eine direkte und mühelose Applikation, und Kontaminationen werden verringert berichtet. Man behandelt z. B. im Rahmen einer einmal wöchentlichen Instillation in die Blase über 4—8 Wochen. Wir z. B. behandeln zunächst 4 Wochen. Stellt sich eine Besserung ein, dann wird mit der zweiten Hälfte der Behandlung fortgefahren. Da auch Chondroitinsulfat als „Medizinprodukt" klassifiziert wurde, ist die Kostenübernahme durch die Kasse ein „Verhandlungsfall".

Wir versuchen immer die Patientin zu motivieren, die unter 6.5.1.1 dargestellten ergänzenden Maßnahmen zu versuchen.

6.5.2 Blasenmuskelrelaxation

6.5.2.1 EMDA-Therapie

Hierbei erfolgt mit Hilfe eines elektrischen Feldes schmerzfrei über einen in die Harnblase eingelegten „Spezial"-Katheter die gezielte Abgabe von in Flüssigkeiten gelösten Medikamenten in tiefere Gewebeschichten der Harnblase - also ein Zusammenwirken von Iontophorese, Elektrophorese und Elektroporation.

Die eingesetzten Medikamente richten sich gezielt gegen die Schmerzen und die chronische Entzündung der Harnblasenschleimhaut. Außerdem kann gleichzeitig eine Blasendehnung (Zysto – oder Hydrodistension) zur Vergrößerung der Blasenkapazität erfolgen.

Die E.M.D.A.-Therapie hat positiven Einfluss auf viele Symptome:

- Miktionsfrequenz und Harndrangsymptomatik
- Schmerzsymptomatik
- Blasenkapazität
- Lebensqualität

Die E.M.D.A. erfolgt im Regelfall in 2 Stufen: zunächst erfolgt eine Zysto-Distension (Blasen-Dehnung) mit Lidocain/Dexamethason zur Kapazitätssteigerung; hiernach in der 2.Stufe Applikation einer Pentosan® 200 mg oder Heparin® 15.000 IE – Lösung zum schrittweisen „Aufbau" der Blasenschleimhaut.

Der positive „Effekt" der Therapie hält im Durchschnitt 3 Monate an, es ist also in der Regel eine Erhaltungstherapie erforderlich.

Vorteil der E.M.D.A. ist die Tatsache, dass hier eine wenig invasive und weitestgehend schmerzfreie Therapie von hoher Wirksamkeit und ohne systemische Nebenwirkungen zur Verfügung steht, die beliebig oft wiederholt werden kann.

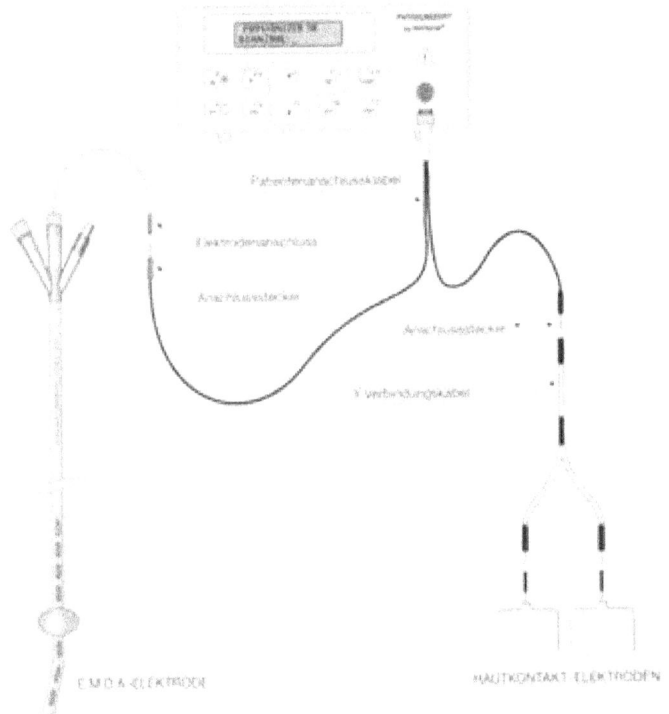

Abb. 39 : EMDA-System

Geringe lokale Nebenwirkungen (Hämaturie, Harnwegsinfekt, kurzzeitige Verstärkung der Symptome unmittelbar nach Therapie) sind möglich.

Entscheidend ist auch, das mit dieser Therapie eine gleichzeitige Behandlung aller Hauptsymptome der Interstitiellen Zystitis möglich ist.

E.M.D.A. ist eine etablierte Therapie bei der Interstitiellen Zystitis ist und aufgrund ihrer guten Wirksamkeit und geringen Nebenwirkungen auch als Primärtherapie zu empfehlen.

6.5.2.2 Botox-Behandlung

Das Nervengift Botulinumtoxin Typ A (kurz: Botox) ist vielen als Mittel zum Beseitigen von Falten bekannt. Es ist ein Eiweiß, das von dem anaeroben (sauerstofflos lebenden) Bakterium Clostridium botulinum gebildet wird. Seine Wirkung auf das Nervensystem wurde bereits vor etwa 100 Jahren beschrieben, als auffiel, dass der Verzehr von mit Clostridium botulinum verseuchten Konservendosen zu Lähmungserscheinungen führen kann. Schon bald wurden von Ärzten unterschiedlichster Fachrichtungen Überlegungen angestellt, wie man diese Wirkung von Botulinumtoxin therapeutisch nutzen könnte. In der Orthopädie wird es in geringster Dosierung in chronisch verkrampfte (spastische) Muskeln gespritzt um sie gezielt wieder zu lockern. Den gleichen Effekt nutzen ästhetische Chirurgen um Gesichtsfältchen zu entfernen und Hautärzte hemmen mit Botox übermäßige Schweißbildung. So lag es nahe die Wirkung von Botox auch zur Behandlung der spastischen Blase und des überaktiven Blasenmuskels (overactive bladder syndrome - OAB) zu nutzen. Seit Jahren wird es mittlerweile erfolgreich therapeutisch eingesetzt, um eine überaktive Blase zu behandeln, und zwar dann, wenn Anticholinergika versagen. Seit Februar 2013 ist es dazu auch in Deutschland zugelassen, vorher war es ein sog. „off-labe-use" [das bedeutet, dass das Medikament für ein anderes Anwendungsgebiet eingesetzt wird als das, für das es zugelassen und seine Wirkung erwiesen ist. Die gesetzliche Krankenversicherung muss in solchen

Fällen nur dann für die Kosten aufkommen, wenn es um die die Behandlung einer schwerwiegenden Erkrankung geht, für die es keine andere Therapie gibt und eine begründete Aussicht auf Erfolg besteht].

Seit Anfang Februar 2013 hat ein Botulinumtoxin Typ A-Präparat die Zulassung zur Therapie der Reizblase: Es darf erwachsenen Patienten verordnet werden, die unter einer "idiopathisch überaktiven Blase mit den Symptomen **Harninkontinenz**, imperativer Harndrang und häufiges Wasserlassen leiden und die auf **Anticholinergika (s.o.)** nur unzureichend angesprochen oder diese nicht vertragen haben. Damit sich Muskelfasern zusammenziehen können, brauchen sie den Botenstoff Acetylcholin, der an den Nervenenden wirksam wird. Botox hemmt zum einen die Ausschüttung von Acetylcholin, dadurch wird die Signalübertragung blockiert, die Muskelfasern werden gelähmt. Zusätzlich wirkt es auch auf die sensorischen Nervenenden hemmend. Beide Eigenschaften wirken auf die überreagierende Blasenmuskulatur beruhigend, der Harndrang lässt nach, Urinverlust tritt seltener auf oder verschwindet für eine bestimmte Zeit vollständig.

In mehreren Studien konnte nachgewiesen werden, dass Botox-Injektionen in den Blasenmuskel hier eine vielversprechende Behandlungsalternative darstellen. So hatten z. B. Ärzte in Chicago in einer im Herbst 2012 veröffentlichten Studie 241 Patientinnen mit Reizblase in zwei Gruppen aufgeteilt: Eine Gruppe wurde täglich mit Anticholinergika therapiert und erhielt zusätzlich Plazebo-Injektionen, der anderen Gruppe wurden Placebos statt Anticholinergika verabreicht und in regelmäßigen Abständen Botox injiziert. Die Patientinnen wussten selbst nicht, welcher der beiden Gruppen sie angehörten. Nach sechs Monaten Therapie waren 13 Prozent der Patientinnen aus der Anticholinergika-Gruppe beschwerdefrei, in der Botox-Gruppe waren es mit 27 Prozent gut doppelt so viele. Allerdings erkrankten unter der Botox-Therapie 28 Prozent der Teilnehmer an einer **Harnwegsinfektion** gegenüber 15 Prozent in der Anticholinergika-Gruppe, und fünf Prozent der mit Botox Therapierten konnten ihre Blase nicht vollständig entleeren – ein Problem, das in der Anticholinergika-Gruppe nicht auftrat, in der jedoch häufiger über Mundtrockenheit geklagt wurde (46 Prozent gegenüber 31 Prozent), die typische Nebenwirkung der Anticholinergika. Ein halbes Jahr zuvor waren Wissenschaftler der Universität Leicester in Großbritannien in einer Untersuchung mit 240 Patientinnen zu vergleichbaren Ergebnissen gekommen. Dabei waren gut ein Drittel der mit Botox behandelten Frauen sechs Monate nach der Behandlung noch **kontinent**, verglichen mit zwölf Prozent aus der Plazebogruppe, hatten aber auch dreimal so häufig eine Harnwegsinfektion. In die Studie, auf der die deutsche Zulassung von Botox® zur Reizblasen-Behandlung beruht, waren über 1100 Patienten einbezogen worden, die aufgrund von Nebenwirkungen oder fehlendem Behandlungserfolg nur unzureichend auf eine Therapie mit Anticholinergika reagiert hatten. Bei ihnen kam es vor Studienbeginn zu durchschnittlich mehr als fünf Harninkontinenz-Vorfällen am Tag. Bereits nach der ersten Botox-Injektion seien 27,1 Prozent der so behandelten Patienten vollständig kontinent gewesen gegenüber 8,4 Prozent in der Plazebo-Gruppe. Die Verbesserung der Symptome sei in den Studien bereits zwei Wochen nach Behandlungsbeginn eingetreten und habe durchschnittlich etwa 24 Wochen angehalten. Was die Nebenwirkungen anbelangt, traten auch in der Zulassungsstudie hauptsächlich Harnwegsinfektionen und Probleme bei der Entleerung der Blase auf. Allerdings hätten nur 1,8 Prozent der mit Botox Behan-

Abb. 37: Zystoskopie zur Botox-Injektion

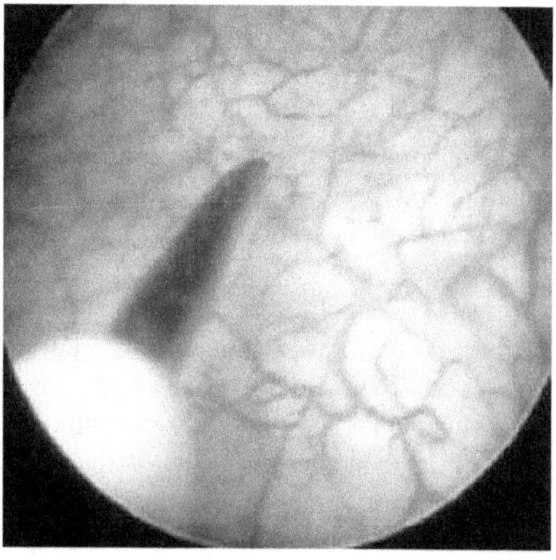

delten die Therapie aufgrund "uner-wünschter Ereignis-se" abgebrochen.

Bei der Behandlung wird in Kurznarkose oder Spinalanästhesie Botox (200 Einheiten) mit einer feinen Nadel an mehreren verschiedenen Stellen (20-30) direkt in den Blasenmuskel eingebracht. Der ambulante Eingriff dauert etwa 10 Minuten und ist durch den leichten medikamenten-unterstützten Schlaf oder die Spinalanästhesie schmerzfrei. Die Wirkung der Behandlung tritt meist bereits am Folgetag der Behandlung ein und bedeutet für viele Patienten die Rückkehr in ein normales Sozialleben. Gegebenenfalls muss die Verabreichung von Botox nach ca. 9 - 12 Monaten wiederholt werden. Botulinumtoxin entfaltet seine Wirkung durch eine Abschwächung oder Teillähmung der Blasenmuskulatur und dessen Entspannung nach ca. 14 Tagen. Die Harnblase kann dann mehr Urin über einen längeren Zeitraum speichern. Der Patient bemerkt weniger Harndrang, entleert die Blase in größeren Abständen und verliert oft keinen Urin mehr. Nachteil der Therapie ist, dass der Therapieeffekt nach einigen Monaten (ca. 6-12 Monate) wieder nachlässt, was die Wiederholung der Botulinumtoxin-Therapie notwendig macht. Manchmal hat der Patient für einige Tage nach der Therapie Blut im Urin. Der Urin klart allerdings innerhalb kurzer Zeit von alleine auf. In seltenen Fällen kann eine kurz andauernde Blasenentleerungsstörung nach Botulinumtoxin-Therapie auftreten; d.h. der Patient kann die Blase nicht vollständig entleeren. Je nach Ausprägung der Blasenentleerungsstörung Die resultierende Restharnbildung (unvollständige Entleerung der Harnblase) und sehr selten vorübergehende Harnsperre sind die Ursachen für die in den Studien beobachteten Harnwegsinfekte unter Botoxtherapie. Deshalb ist nach dem Eingriff die (wiederholte) Bestimmung der Restharnmenge mittels Ultraschalluntersuchung erforderlich. Bei Harnsperre , deren Auftreten mit einer Häufigkeit ca. 6% aller Eingriffe (meist nur nach der 1. Behandlung - laut EMBARK-Studie) angegeben wird, muss eine vorübergehende Katheterversorgung oder selbständige Entleerung der Blase mit einem Katheter (Selbstkatheterismus) erfolgen (was bis zu 3-4 (max. 6) Wochen andauern kann). Systemische Nebenwirkungen, wie bei anderen Botox-Anwendungen an anderen Körperteilen, traten bei Anwendung an der Harnblase bisher nicht auf.

6.5.2.3 Sakrale Neuromodulation

Diese neuere vielversprechende Therapiemöglichkeit bietet sich für Patienten und Patientinnen mit schwachem, aber weitgehend intaktem Schließmuskel oder mit gestörtem Enddarmempfinden (rektale Sensibilität) an. Es handelt sich um ein minimal-invasives Verfahren, das zunächst bei einer Teststimulation erprobt wird. Dabei wird ambulant in örtlicher Betäubung eine Nadel durch das Kreuzbein zu dem Nerv, der den Beckenboden versorgt, eingebracht. Über diese Nadel kann der Nerv stimuliert werden und bei günstiger Lage, d.h. bei einer Kontraktion des Beckenbodens, kann eine Elektrode durch die Nadel eingeführt werden. Diese Elektrode wird dann mit einem externen Stimulationsgerät verbunden. Nun wird der Beckenboden durch dieses Stimulationsgerät während 24 Stunden chronisch stimuliert, ohne dass der Patient etwas davon bemerkt. Zu Hause in gewohnter Umgebung kann nun die Wirkung dieser Stimulation überprüft werden. Tritt eine Reduktion der Inkontinenzsymptome von über 50% auf, wird der externe Stimulator durch einen implantierbaren Neurostimulator (ähnlich einem Herzschrittmacher) ersetzt, der im Gesäßbereich unter die Haut implantiert wird. Dieser übernimmt dann die Funktion der chronischen Stimulation. Der Patient kann mit einer Fernbedienung die Stimulationsstärke beeinflussen. Ein Ausschalten für eine Blasen- oder Stuhlentleerung ist (in der Regel) nicht nötig. Die Dauerstimulation der Nerven führt

- zu einem stabileren Füllungsverhakten des Blasenmuskels
- zu längeren miktionsfreien Intervallen
- zu geringerer sensorischer Drangsymptomatik
- zu einer verbesserten Empfindlichkeit des Enddarmes (rektale Sensibilität) auf ankommenden Stuhl und
- zu einer verbesserten Schließmuskelfunktion.

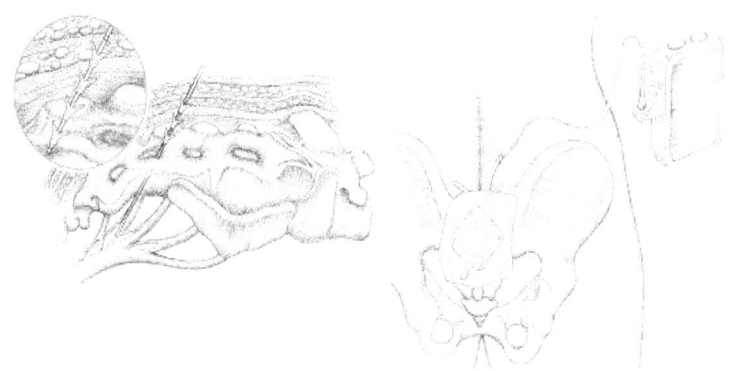

Abb. 38: Einlage einer Elektrode durch eine Öffnung (Foramen) im Steißbein (Sacrum) an den Nerven (Spinalnerv 3 oder 4) und Verbindung mit dem Impulsgeber

Da die Sakralnerven die Funktion verschiedener Organe im kleinen Becken steuern, kann diese Therapie bei sehr verschiedenen Erkrankungen eingesetzt werden. Patienten, die unter mehreren dieser Erkrankungen leiden, können also unter Umständen in mehrfacher Hinsicht von der Sakralnervenstimulation profitieren. Das Indikationsspektrum umfasst somit:

- überaktive Blase (wie z.B. unwillkürlicher Urinverlust mit Harndrang
- (=Dranginkontinenz); übermäßig häufiges Wasserlassen (mehr als 10-12 x pro Tag)
- schlaffe Blase, so dass täglich eine mehrfache sterile Selbstkatheterisierung erforderlich ist
- chronischer Blasen-/Beckenschmerz (ggf. auch Interstitielle Zystitis)
- Stuhlinkontinenz

Man wird zur Sakralnervenstimulation raten, wenn nicht-operative Behandlungsmaßnahmen nicht den gewünschten Erfolg gebracht

111

haben. Zu diesen nichtoperativen Behandlungsmaßnahmen zählen je nach Erkrankung:

- Medikamente
- diätetische Maßnahmen
- Beckenbodentraining
- Toilettentraining
- Biofeedback,
- Darmspülung
- externe Elektrostimulation.

Andere Operationsverfahren, die bei überaktiver Blase prinzipiell in Betracht gezogen werden können, sind:

- Injektion von Botulinumtoxin A
- Vergrößerung der Blase durch ein Darmsegment;
- Harnableitung über ein ausgeschaltetes Darmsegment (v.a. bei Schrumpfblase)
- Blaseninstillation (Uropol S [Gepan® instill)/EMDA)

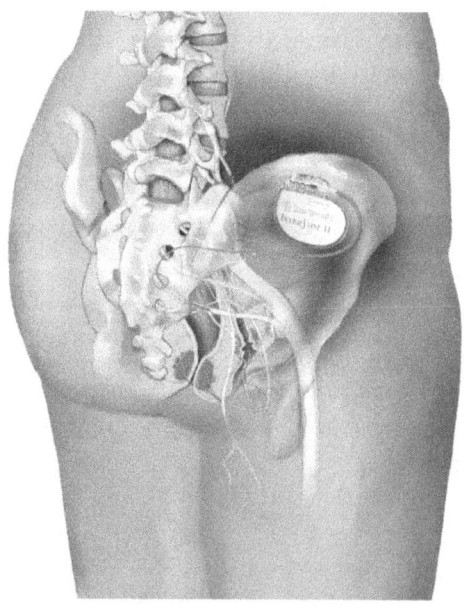

Kapitel 7   Die bedeutendsten operativen Verfahren zu Behebung der Inkontinenz

Wenn wir nun zu den operativen Maßnahmen kommen, sollten vorab noch einige **grundsätzliche und allgemeine Bemerkungen** zu den bei den einzelnen Verfahren aufgeführten Aufklärungsinhalten gemacht werden.

Wenn Sie das Vorausgehende studiert haben, dann sollte Ihnen bewusst geworden sein, dass es in der Urogynäkologie kaum Fälle geben dürfte, die das unmittelbare Aussprechen einer Operationsempfehlung erfordern. In den meisten Fällen bedarf es einer „Vorbehandlung", über dessen Umfang man sich im Rahmen des/der ersten Kontakte austauschen muss. Die meisten Frauen sind auch sehr motiviert und durchaus erfreut zu hören, dass es Alternativen zur Operation gibt, von denen Sie vielleicht vorher noch nichts gehört/gewusst haben (eine Motivation für mich Ihnen dieses Buch zur Verfügung zu stellen), andere haben mit einer vielleicht nur unglücklich gewählten konservativen Behandlungsform schlechte Erfahrungen und sind nur schwer davon zu überzeugen, noch einmal vor einer Operation etwas anderes zu versuchen. Bei manchen Frauen „verbietet" sich eine zeitnahe Operation aufgrund ungünstiger lokaler Verhältnisse (Östrogenisierung der Scheide, Muskelstatus), bisweilen ist sie auch kontraindiziert (Scheidenentzündung, Blasenentzündung).

Ganz selten treffen wir auf Frauen, die (oftmals durch den Eindruck, den ihnen ihre vorangegangenen Arztkontakte vermittelt haben) sich auf keine konservativen Behandlungsoptionen/-versuche einlassen wollen und die Operation „fordern". Gerade in diesen Fällen bedarf es einer sehr umfassenden und deutlichen Aufklärung, um zu vermeiden, dass im Falle auftretender Komplikationen oder auch nur Nebenwirkungen des Eingriffs das Argument ins Feld geführt wird: „Hätte ich das vorher gewusst, dann hätte ich mich doch niemals operieren lassen, so schlimm war meine Erkrankung ja gar nicht".

Der Regelfall allerdings wird sein, dass Sie auf Ihrem Weg durch den Urogynäkologen begleitet werden und man sich, läuft die Behandlung tatsächlich einmal auf eine Operation hinaus, im Vorfeld dieser Behandlungsform durch entsprechende Aufklärung in „Stufen" nähert.

Wir verfahren oft so, dass wir als aller erstes die grundsätzlichen Optionen der operativen Behandlung durchsprechen, damit die Patientin sich Gedanken darüber machen kann, ob sie – falls zur Auswahl stehend – netzfrei oder netzunterstützt operiert werden möchte. Dazu haben wir einen Bogen entwickelt mit dessen Hilfe die in Frage kommenden Alternativen erläutert werden können:

Es gilt ferner vorab zu besprechen, ob – im Falle einer noch vorhandenen Gebärmutter – diese überhaupt, teilweise (nur der obere Anteil, der Gebärmutterkörper = suprazervikale Hysterektomie) oder komplett entfernt werden soll (oder muss, z. B. im Falle in der Vergangenheit aufgetretener Krebsvorstufen, wegen der vielleicht auch schon einmal eine sog. Konisation durchgeführt wurde).

Sie wissen dann auch um die Problematik der suprazervikalen Hysterektomie im Zusammenhang mit den daher erforderlichen und empfohlenen weiteren regelmäßigen Zytologiekontrollen (sog. „Krebsabstrich") nach Vorgabe des Frauenarztes und dem nach wie vor bestehenden grundsätzlichen Risiko an einer bösartigen Erkrankung des Gebärmutterhalses erkranken zu können. Wir vermerken dann, ob diese Form der Operation von Ihnen gewünscht wird.

Sie werden auch über das grundsätzlich mögliche Problem der Veränderung der Kontinenzsituation nach dem Senkungseingriff informiert, sowohl in Richtung Verbesserung als auch in Richtung einer Persistenz (bleibt wie es ist) oder Verschlechterung (v.a. bei der sog. lavierten (= durch z.B. Abknicken der Harnröhre verdeckten) Inkontinenz und der sich daraus ggf. ergebenden Notwendigkeit eines Zweiteingriffs (z. B. TVT-Implantation oder Remeex-OP) oder einer medikamentösen oder elektrophysiotherapeutischen Nachbehandlung.

Wird eine sog. Kolposuspension nach Cowan („Burch-OP", s.u.) empfohlen, dann wissen Sie, dass die eigentlich als Harninkontinenz-OP-Komponente in diesem Eingriff durchgeführten „Cowan"-Nähte bei der moderaten Ausführung, wie wir sie wählen, um (späteren) Miktionsbehinderungen/-störungen vorzubeugen, ggf. auf dem Niveau der Harnröhre nicht ausreichend abdichtende Wirkung entfalten und dass auf dieser Ebene ggf. mit einem zusätzlichen mitturethralen spannungsfreien Band gearbeitet werden muss, dessen isolierte Anwendung zum Zeitpunkt der OP-Indikationsstellung aufgrund der Senkung kontraindiziert ist (Ich gebe als gedankliches Bild den Patientinnen immer das Beispiel einer defekten Wasserleitung, die der Spengler repariert. Ist die Leitung wieder intakt stellt man fest, dass die Dichtung am Wasserhahn auch nicht mehr in Ordnung ist, dann muss man auch diese austauschen. Da vorher aber wegen des defekten Rohres gar kein Wasser mehr zum Wasserhahn kam, konnte man die defekte Dichtung auch vorher nicht bemerken. Das ist zwar nur ein Bild und nicht 1:1 übertragbar, aber recht einleuchtend, wie ich finde). Dieses kann aber erst nach 3-4 Monaten entschieden und implantiert werden. In manchen Fällen muss in dieser Phase eine doch störende Harninkontinenz mit anderen Hilfsmitteln (Contam®/Saugvorlagen/Panties) überbrückt werden.
Ebenso erfahren Sie spätestens dann, dass die durch die hintere Senkung kompensierte grenzwertige anale Kontinenzsituation z.B. bei dünner Stuhlqualität oder Meteorismus durch Reduktion der Reservoirkapazität passager oder permanent dekompensieren kann.
In dieser Phase weniger intensiv gehen wir im Gespräch auf die allgemeinen möglichen Komplikationen um einen Eingriff herum ein, die nach Rechtsprechung mittlerweile auch al s Allgemeinwissen vorausgesetzt werden dürfen, im Rahmen der unmittelbar vor der Operation durchgeführten Aufklärung dann aber Erwähnung finden. Weil in diesem Aufklärungsgespräch allerdings noch eine Fülle von Informationen auf Sie „einströmen", haben wir es bei uns z. B. organisatorisch so eingerichtet, dass Sie 4-6 Tage vor dem OP-Tag diese Informationen bekommen, um dann ausreichend Zeit zu

haben, sich wirklich für den Eingriff zu entscheiden und diesen auch durchführen zu lassen.

Aufgrund der erhobenen Befunde, Ihrer Vorgeschichte, der körperlichen Belastung, den Ansprüchen an die Belastbarkeit und Haltbarkeit und unter Berücksichtigung der Defektsituation und offensichtlichen Bindegewebsqualität sind bei Ihnen grundsätzlich oft unterschiedliche Eingriffskomponenten denkbar. Aus diesem Grund werden wir gemeinsam nach ausführlichen Gesprächen und intensiver Aufklärung (schriftlich und mündlich) als Konsens dann den Eingriff/ die Eingriffskombination beschließen.

7.1 Allgemeines zu Inkontinenzeingriffen

Um es nochmal zu wiederholen - eine Operation ist **niemals** die erste Maßnahme bei weiblicher Stressharninkontinenz: Östrogene, Beckenbodenphysiotherapie, Ausschluss eines motorischen Drangs, Elektrostimulationstherapie wo nötig müssen den operativen Maßnahmen vorangehen, um zu heilen oder die Symptome zu bessern.

Die Gründe, stressinkontinent zu werden, sind zahlreich, genauso wie die Defekte, die auftreten **können.** Aber nicht alle Defekte werden enthüllt oder werden vom Untersuchenden erkannt, sogar in einer sehr genau ausgeführten Untersuchung.

Sie als Patientin müssen sich bewusst sein, dass der Erfolg in einer Inkontinenzoperation nicht unbedingt das Erreichen einer kompletten Kontinenz bedeutet. Besserung ist auch ein Erfolg, besonders wenn ein Ausbruch der Drangsymptome als ein Nebeneffekt vermieden werden kann.

Nach einer nicht erfolgreichen konservativen Behandlung wie auch in Fällen von unzulänglichen Effekten derselben kann es sein, dass eine Operation seitens der Patientin gewünscht wird. Die präoperative Bewertung der Ausprägung der Inkontinenz, vorausgegangene operative und konservative therapeutische Maßnahmen, urologische, gynäkologische und andere physische Störungen oder Begleitumstände, z.B. auch die tägliche oder unregelmäßige pharmakologische Behandlung einer

Begleiterkrankung, könnten den der Patientin gegebenen Rat beeinflussen.

Bei **gemischter Inkontinenz** müssen relevante Gründe für die Drangsymptome zuerst überprüft werden, eine probatorische pharmakologische Behandlung der Drangsymptome ist ratsam. Gibt es einen anatomischen Defekt, welcher den Ausbruch der Drangsymptome erklären könnte? Auch diese Frage wäre zu klären.

Allgemein ist eine OP-Indikation gegeben bei:

• reiner Stressinkontinenz (i. d. R. nach erfolgten nicht-operativen Therapieversuchen) – primär oder im Rezidivfall infolge urethraler Hypermobilität und/oder intrinsischer Sphinkterinsuffizienz vorausgesetzt, die Urethra ist noch hinreichend mobil (aber nicht hypermobil) (bildgebende Diagnostik)

• Mischinkontinenz, wenn

  ▪ die Urgekomponente (medikamentös) erfolgreich unterdrückt werden kann

  ▪ die Urgekomponente (wahrscheinlich) in einer Insuffizienz der Pubourethralligamente (periurethrale Fixierung) begründet liegt

  ▪ Urgeinkontinenz, die (wahrscheinlich) in einer Insuffizienz der periurethralen Fixierung begründet liegt

• larvierter Stressinkontinenz, die nach Senkungsoperationen auftritt (selten in gleicher, meist in einer weiteren Sitzung).

Grundsätzlich unterscheiden wir bei den "reinen" Inkontinenzeingriffen die "klassischen" und die "modernen" Verfahren.

Bei den klassischen Verfahren, zu denen die

▶ *Kolposuspension (Burch/Cowan)*, die

▶ Nadelsuspensionen (Stamey/Pereira/Raz) und die

▶ Faszienzügelplastik (Narik/Palmrich)

zählen, blieb mit Einführung der "modernen" (bandunterstützten) OP-Verfahren letztlich nur der "Klassiker", die *Kolposuspension nach Burch/Cowan* übrig. Bei den bandunterstützten Techniken sind es die sog. *retropubischen und die transobturatorischen Bänder*, sowie evtl. noch die in bestimmten Fällen anzubietende *adjustierbare Bandimplantation (Remeex®).* Die vielen, zumeist aber in Haltbarkeit und Nebenwirkungsspektrum nicht unbedingt bewährten, „Abkömmlinge" sollen hier keine Erwähnung finden.

Der Wirkmechanismus der Kolposuspension liegt in der Anhebung der Blasenhalsregion und damit dessen Rückverlagerung in den Raum der abdomino-urethralen Druckübertragung. Das ist der Raum, in dem der Druck, der im Bauchraum herrscht, auf den blasennahen Anteil der Harnröhre übertragen werden kann, damit bei Druckanstieg im Bauchraum (Husten) dieser gleiche Druckanstieg die Harnröhre verschließen hilft. Eine (leichte) obstruktive (die Harnröhre einengende) Komponente ist oft mit im Spiel, dadurch steigt der Auslasswiderstand und die Abdichtung verbessert sich.

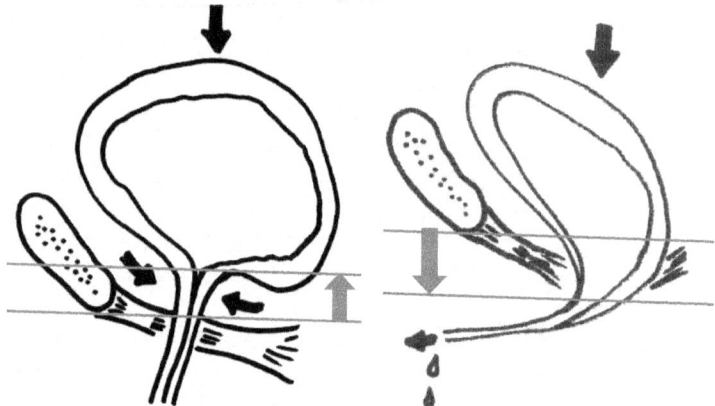

Abb. 39: Wirkung des Bauchdruckes auf Blase und Harnröhrenanfang (links) und fehlende Übertragung bei zu tief liegendem Blasenhals

Der Wirkmechanismus des alloplastischen spannungsfrei implantierten und unter der Mitte der Urethra gelegenen Prolenenetzstreifens ist neben der „Hängemattenwirkung" des Bandes nach der Integraltheorie noch ein völlig anderer:

• *die Ligg. pubourethralia (Bandapparat um die Harnröhre) werden in ihrer Funktion nachgeahmt/ersetzt*
• *die zu lockere Scheide unter der Urethramitte wird „ersetzt" (gestrafft)*
• *die verlorene bindegewebige Verbindung zwischen*
   ▪ *Urethra*
   ▪ *Scheidenwand*
   ▪ *Bandapparat*
   ▪ *Beckenbodenmuskulatur**
wird wieder hergestellt und zu (erneutem) Zusammenwirken gebracht.

Auch bei außerhalb des „abdomino-pelvinen" Gleichgewichts gelegenem Blasenhals (also unter der Beckenbodenebene) kann nach erfolgreicher Bandimplantation Kontinenz erreicht werden, ohne den Blasenhals wieder über die Beckenbodenebene und damit in den Bereich des abdomino-pelvinen Gleichgewichts zu heben.

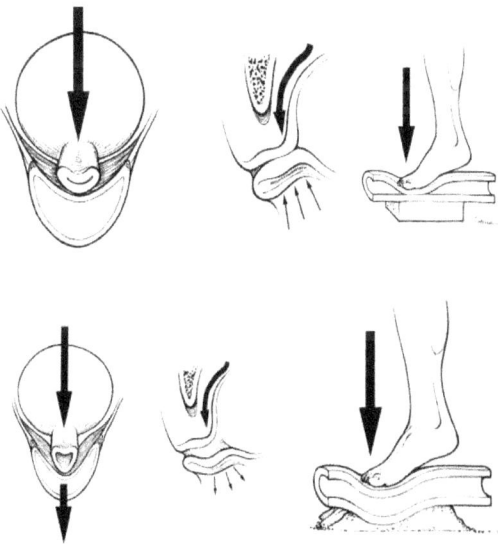

Abb. 40:
oben: bei fester Unterlage lässt sich ein Gartenschlauch komprimieren, wenn man darauf tritt – der Wasserstrahl stoppt
unten: ist die Unterlage weich, dann sinkt durch den Tritt der Schlauch in den Boden ein, wird nur wenig zugedrückt und der Strahl wird nicht im gleichen Maß unterbrochen, wie das bei fester Unterlage der Fall ist.

119

(*hier noch ein Gedankenmodell zum Themenkomplex Band-Beckenbodenmuskel-Kontinenz:

Man stelle sich vor ein Radprofi bekommt die Aufgabe mit dem Fahrrad einen Berg zu erklimmen. Der Muskeltrainingszustand ist bei ihm sicher super, dennoch wird er keinen Erfolg bei seinem Auftrag haben, wenn er ein Fahrrad ohne Kette zur Verfügung gestellt bekommt. Die Muskelarbeit der Beine kommt nicht über die Pedale zum Hinterrad, weil die Kraft ohne Kette nicht übertragen werden kann. Das beantwortet auch die Frage mancher Frauen, warum ein konsequentes und regelmäßiges Beckenbodentraining mit guter Muskelfunktion nicht zu einer Behebung der Inkontinenz geführt hat – ganz einfach, die „Kette" (das pubourethrale Ligament) fehlt (ist defekt).

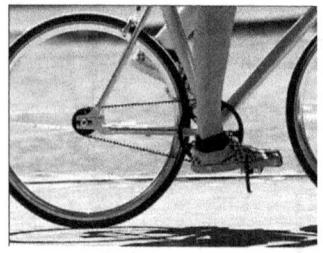 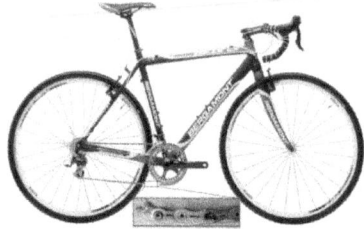

Abb. 41: Das Problem der kaputten Fahrradkette

7.2 Kolposuspension nach Burch/Cowan

Hier wird durch einen kleinen Bauchschnitt oberhalb des Schambeines Zugang zum Blasenhals verschafft. Dieser wird durch Fäden seitlich angeschlungen, an den Beckenknochen leicht herangezogen und dort befestigt. Dieses Verfahren ist besonders dann sinnvoll, wenn die Harnröhre ihre Spannung verloren hat und wie ein Trichter zur Blase hin geöffnet ist und die Beweglichkeit der Blasen-Harnröhren-Übergangsregion so ausgeprägt (hypermobil) ist, dass zu befürchten wäre, würde man ein mitturethrales Band implantieren, dass es an dessen Hinterkante zu Abknickungen kommen könnte (was dann zu Drang- und Miktionsproblemen führen würde).

Abb. 42: Kolposuspension nach Burch/Cowan
a.) Darstellung des Cavum Retzii   b.) paraurethrale Elevation

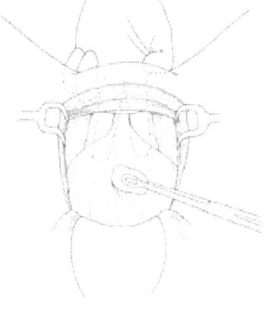 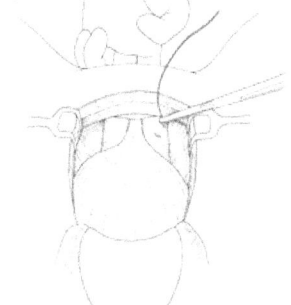

c.) Vorlegen der beiden Fäden   d.) Knüpfen unter digitaler
Kontrolle

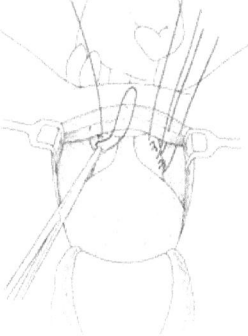 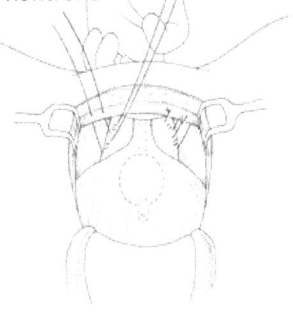

e.) Unterschied zwischen der Burch-OP (links) und der Cowan-
Modifikation mit „hängenden Schlingen"

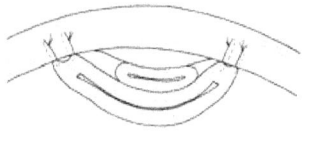 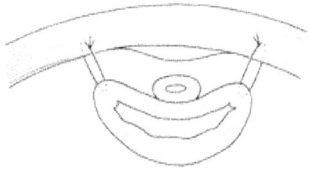

7.2.1 Inhalt der Aufklärung

- Blutung/Hämatom/Abszess
- Verletzung des N. obturatorius mit entsprechenden Nervenausfällen, die motorisch und/oder sensorisch sein können (die das Bein an den Körper ziehenden Muskeln)
- Irritation des Nerven (vorbeiziehende Fäden/später Narbe) mit Schmerzen, die ins Bein oder die Leiste ausstrahlen
- Fadenerosionen und Granulationspolypenbildung mit Ausfluss/Schmierblutung/Schmerzen beim Geschlechtsverkehr
- Rezidiv bzw. durch Bindegewebsschwäche im Bereich der Mittellinie Pulsionszystozele mit Restharnbildung und
- Harninkontinenz (Belastungsinkontinenz [bleibt] oder Dranginkontinenz (neu auftretend/verschlimmert)
- Blasenverletzung/Harnleiterverletzung/-verziehung mit Nierenstau und daraus resultierenden sekundären Maßnahmen, im Maximalfall Harnleiterneuimplantation in die Blase oder Fistelbildung
- Überschießende Bindegewebsreaktion auf das Nahtmaterial mit bisweilen erheblicher Funktionseinschränkung der Harnblase bis hin zu absoluter Inkontinenz oder schwerer Drangblasenstörung
- Verlust der sexuellen Erregbarkeit der Scheide oder Schmerzen durch vaginale Narben oder Verhärtungen infolge des Einheilens des Nahtmaterials
- Darmverletzungen mit daraus resultierenden Komplikationen (Peritonitis und Folgeeingriffe bis hin zum künstlichen Darmausgang) sind selten aber denkbar
- Läsion im Bereich des Plexus sacralis
- Erhebliche bis lebensbedrohliche Blutungen aus paravaginalen Venen oder Venen im Bereich des Beckenskeletts, selten Verletzung der Beinvene (V. iliaca externa/femoralis)

7.3 Retropubisches Band

7.3.1 Einfaches retropubisches Band (Abb. 43)

Hier geht der Weg hinter dem Schambein entlang. Unterhalb der Harnröhre wird in die Scheide ein klein wenig eingeschnitten Ein leicht gebogener Spieß wird eingebracht und vorbei an der Blase durch- und kurz oberhalb des Schambeins wieder herausgeführt ohne ihn herauszuziehen. In gleicher Weise wird auf der gegenüberliegenden Seite verfahren. Nun liegen beide Spieße im Stichkanal. Mit Hilfe einer Kamera, die mit einem dünnen Stab in die Harnblase eingeführt wird, kann der Operateur kontrollieren, ob er die Blase verletzt hat. Dies ist eine Komplikation, die nicht problematisch ist, solange man sie entdeckt. Ist alles in Ordnung so wird an beiden Enden der Spieße das Band befestigt. Nun werden die Spieße aus dem Stichkanal herausgezogen und das Band kommt unterhalb der Harnröhre zum Liegen. Nach Naht der Einstichwunde ist die Operation beendet. Auch hier musst die Blase später auf der Station auf Restharn untersucht werden.

7.3.2 Paraurethrale Technik (Abb. 44)

Die in einem bestimmten Umfang übermäßige Lockerung der unter der Harnröhre gelegenen Scheidenhaut kann in ausgewählten Fällen durch eine Modifikation der oben beschriebenen Technik kompensiert werden. Dazu benötigt man zwei parallel zur Harnröhre ausgeführte Schnitte im Bereich der Scheide. Von hier aus wird ein Tunnel unter der Harnröhre präpariert, in dem das Band läuft und dieses eingelegt, wie oben beschrieben. Abschließend werden die beiden Schnitte in einer besonderen Technik so verschlossen, dass die Lockerung der „Hängematte" unter der Harnröhre aufgehoben wird bei gleichzeitiger neuer Verbindung zur seitlichen Beckenbodenmuskulatur (M. pubococcygeus).

Abb. 43: Mitturethrales retropubisches Band

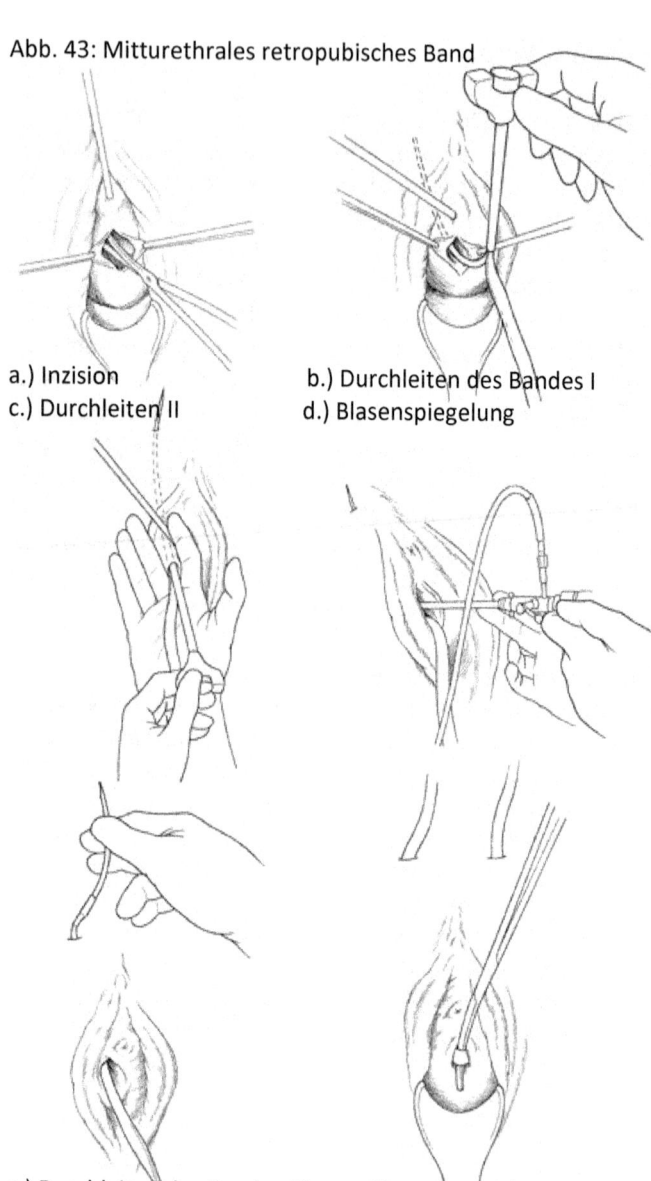

a.) Inzision
c.) Durchleiten II

b.) Durchleiten des Bandes I
d.) Blasenspiegelung

e.) Durchleiten des Bandes III   f.) spannungsfreie Lage

7.3.3 Inhalt der Aufklärung

- Blasenperforation – daher bei der Operation Blasenspiegelung, denn bliebe sie unerkannt würden daraus wiederkehrende Harnwegsinfekte, blutiger Urin, Blasensteine, Irritationen der Blase (Dranginkontinenz) oder selten auch eine Fistel resultieren
- Hämatom – bedingt durch die „blinde" Passage der Einführnadel durch den Raum hinter dem Beckenknochen kann es zu einer unbeabsichtigten Verletzung von Gefäßen und damit zur Hämatombildung (Bluterguss). Oft hat das keine Konsequenz, manchmal muss man durch einen kleinen Bauchschnitt das Hämatom ausräumen und einen Drainageschlauch einlegen, ganz selten erfordert die Blutung die umgehende Eröffnung des Bauches.
- Überkorrektur – liegt das Band zu straff, dann kann man die Blase nicht restharnarm entleeren. Die Bandstruktur ist aber so, dass man, wenn es nach der Operation auffällt, etwas gelockert werden kann. Damit lässt sich das Problem in der Regel beseitigen. Selten, oder wenn dieses Problem im Zusammenhang mit der Einheilung des Bandes auftritt, muss das Band wieder in der Mitte unter der Harnröhre durchtrennt werden. Daraus folgt nicht zwingend, dass Sie wieder belastungsabhängig Urin verlieren.
- Drangprobleme, durch Bandfehllage, oder Irritation der Blase aus anderen Gründen. Auch dieses Phänomen kann das Banddurchtrennen erforderlich machen.
- Verletzungen der Harnröhre im Zusammenhang mit der Implantation (oder Durchtrennung) sind selten, erfordern aber eine Nahtversorgung der Harnröhre mit Schienung derselben über 7 -10 Tage mit einem Dauerkatheter.
- Fistelbildungen können aus unbemerkten Harnröhren- oder Harnblasenverletzungen resultieren, sind selten, benötigen dann aber urologische operative Intervention.
- Unverträglichkeiten sind kaum bekannt.

- Schmerzen nach Implantation (durch Irritation zum Beispiel an der Knochenhaut) können auftreten, evtl. auch nur beim Geschlechtsverkehr, sind aber auch selten.
- Postop. Harnwegs-infekt
- Bleibende Inkontinenz trotz Band
- Spätkomplikationen durch Verrutschen des Bandes (z.B. infolge sich entwickelnder Senkung) mit Drang, Erosion, Harnverhalt, Restharn, rezidivierender Harnwegsinfekt

Abschlussbild: Justierung des Bandes (1) und Regulierung der Spannung der suburethralen Scheide (2)

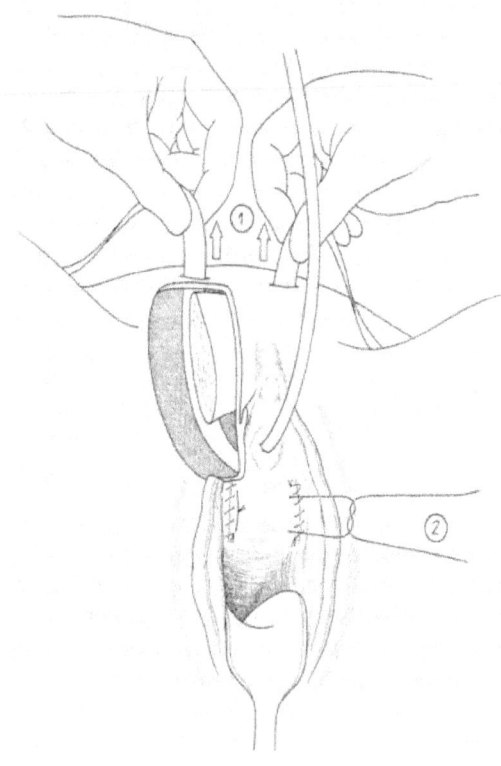

Abb. 44: paraurethrale Technik der Bandeinlage

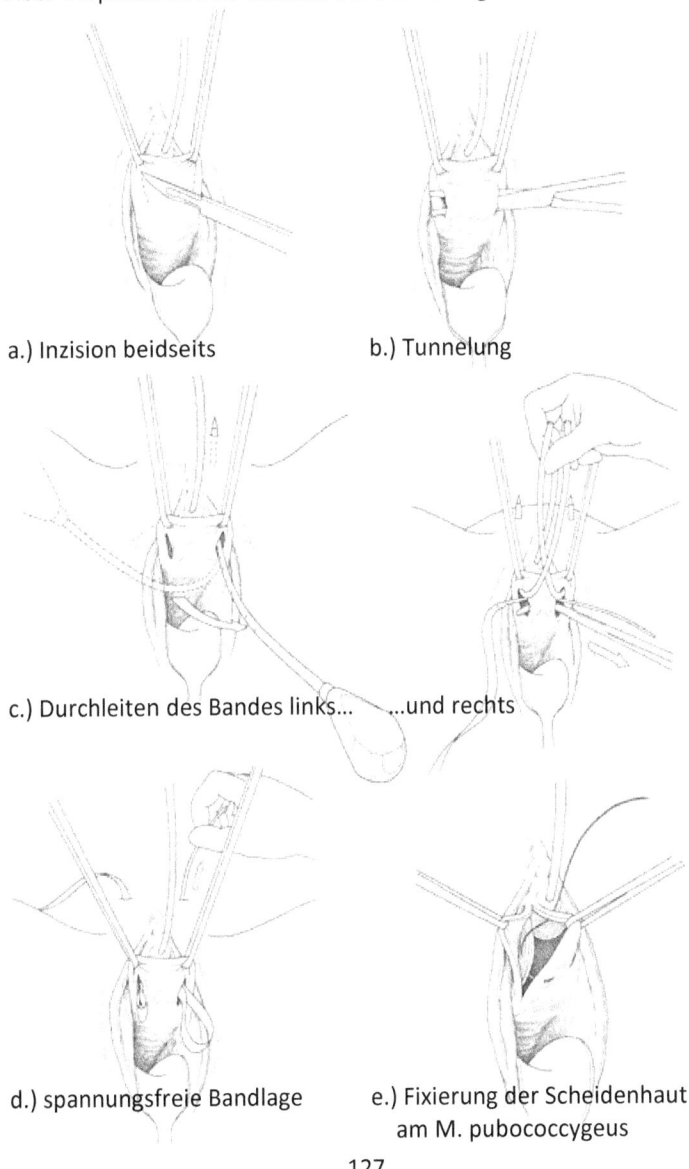

a.) Inzision beidseits   b.) Tunnelung

c.) Durchleiten des Bandes links...   ...und rechts

d.) spannungsfreie Bandlage   e.) Fixierung der Scheidenhaut
                                     am M. pubococcygeus

7.4 Transobturatorisches Band

Hier geht der Weg durch die Schenkelbeuge, durch eine Öffnung des Beckenknochens dem so genannten Foramen obturatum. Ein korkenzieherartig gewundener Dorn wird durch diese Pforte eingebracht und unterhalb der Harnröhre aus der Scheide wieder herausgeführt. An der Spitze wird das Band befestigt und wie mit einer Häkelnadel durch den Stichkanal zurückgeführt. Spiegelbildlich wird auf der gegenüberliegenden Seite in gleicher Weise vorgegangen. Nun liegt das Band unter der Harnröhre, die Ausstichstelle wird mit zwei Stichen genäht. Der Eingriff dauert etwa 10 Minuten in Kurznarkose. Anschließend währen der stationären Phase wird die Blase wie beim retropubischen Band auch auf Restharnbildung durch Ultraschall überprüft. Denn hin und wieder kommt es zu Entleerungsstörungen, die bei operationsnaher Diagnose noch gut korrigiert werden können. Daher erklärt sich der stationäre Aufenthalt.

7.4.1 Inhalt der Aufklärung

- Blasenperforationen sind seltener als beim retropubischen Band, deshalb gehört die Blasenspiegelung auch nicht zum Standardvorgehen beim Eingriff
- Hämatome können vorkommen, sind aber insgesamt ebenfalls seltener als beim retropubischen Band
- Da das Band sehr knochen(haut)nah eingebracht wird und sehr eng über den neben der Harnröhre gelegenen Winkel zwischen Scheidenvorder- und Seitenwand können hier häufiger Erosionen und Irritationen (Schmerzen in Ruhe, bei Belastung, beim Verkehr) auftreten. Daher wird es auch nur noch selten indiziert
- Nicht-optimale Bandlage oder Verrutschen des Bandes in der Zukunft werden etwas häufiger als beim retropubischen Band beobachtet. Auch das war ein Grund für die seltenere Indikationsstellung (s. dort).
- Ansonsten s.a. 7.3.3

Abb. 45: Transobturatorische Bandeinlage

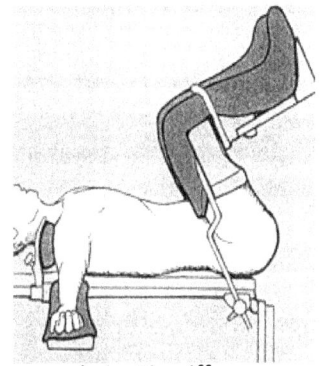

a.) Lagerung beim Eingriff

b.) Identifikation des
Foramen obturatum

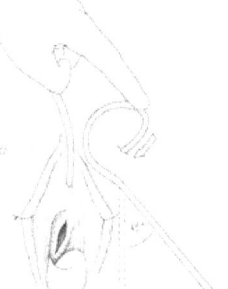

c.) Einstechen der linken Helix

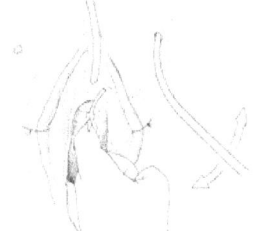

d.) Durchstechen

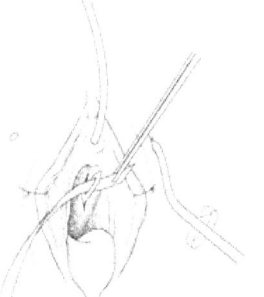

e.) Durchleiten des Bandes

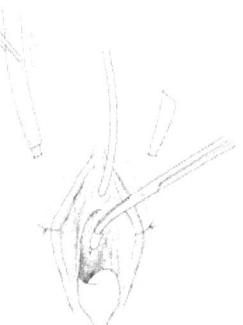

f.) Spannungsfreiheit!

7.5 Remeex®-System

Bei der Harninkontinenz als chronischem Leiden tritt häufig nach einer erfolgreichen Ersttherapie ein Rezidiv auf. Jedes Rezidiv bedeutet eine verringerte Erfolgsaussicht im Vergleich zur vorherigen Operation (erstes Rezidiv etwa 50% Erfolg und bei der 3. Operation etwa 20%). Auch bei primär guten Erfolgsraten der operativen first-line-Behandlungen (Schlingen und Kolposuspensionen) gilt zu bedenken, dass diese im Schnitt unter 90% liegt. Ein für die operative Therapie der Rezidivinkontinenz geeignetes Verfahren muss folgende Charakteristika aufweisen: hohe Effektivität, geringe Komplikationsrate, gute Verträglichkeit der eingesetzten Materialien, Wirtschaftlichkeit, belegte Effektivität (evidenz-basierte Medizin) und jederzeit mögliche Nachstellbarkeit (Readjustierbarkeit).

Diese sollte im Falle einer postoperativen Obstruktion das eingesetzte System optimieren, ohne eine Entfernung des Systems zu erfordern. Adjustierbarkeit bedeutet aber auch, eine Anpassung des Systems postoperativ vornehmen zu können, am stehenden und sich belastenden Patienten. Der Aspekt der Readjustierbarkeit soll gleichfalls eine postoperative Rezidivinkontinenz durch Optimierung des Systems zum Sistieren bringen ohne das System zu entfernen oder einen anderen Eingriff durchzuführen. Das REMEEX®-System ist eine Prothese, welche als Prototyp erstmals 1996 erfolgreich eingesetzt wurde und bis heute mehr als 15.500 Mal in Spanien, Italien und der Schweiz in der first-line und Rezidivharninkontinenzsituation Anwendung fand. Das jederzeit mögliche Nachjustieren wird von den Inauguratoren als besonderer Vorzug dieses Verfahrens beschrieben. Es wird bisher keine Zeitbegrenzung für eine nachträgliche senkende oder elevierende Regulation durch Verkürzen oder Verlängern der fixierenden Fäden mit dem Varitensor angegeben. Nachjustierungen nach wesentlich mehr als 6 Jahren nach der Implantation sind erfolgreich erfolgt.

Das Remeex®-System besteht aus mehreren Systemelementen(vgl. Abb. 46): nichtresorbierbares Netz (sog. Mitella) einer Größe von 1,25 x 3 cm aus monofilem Polypropylen, mit jeweils an jedem Längsende befindlichen monofilen Zugfäden ebenfalls aus

Polypropylen, einer Olive (sog. Varitensor) aus biokompatiblem Polyäthylen mit hoher Dichte, das eine kleine Titanspule enthält, einer Hülse (sog. Manipulator) mit Schrauben und einem Schraubenzieher (Diskonnektor) sowie einem Einführinstrument (Nadel).

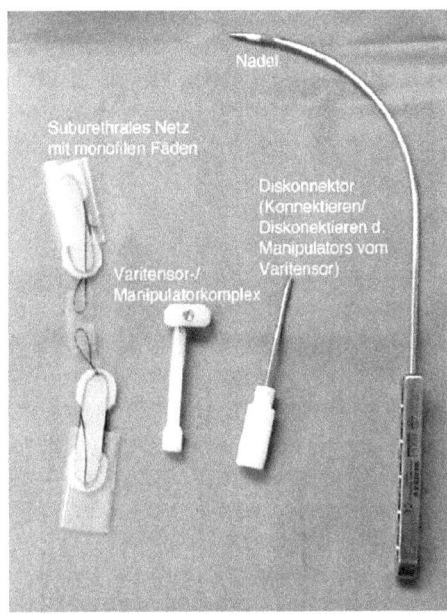

Abb. 46: Komponenten des Remeex®-Systems

Die Mitella wird unter den zu unterstützenden Anteil der Urethra- /Blasenhalsregion eingelegt. Die Polypropylenzugfäden binden die Mitella an die Titanspule des Varitensors an und ermöglichen über Drehen des Manipulators und Auf- und Abwickeln der Zugfäden die Elevation und das Absenken des über der Mitella befindlichen Gewebes. Um nach Erreichen einer erwünschten Position der Mitella den Manipulator vom Varitensor zu trennen, wird der Diskonnektor eingesetzt.

7.5.1 Inhalt der Aufklärung
- s. retropubisches Band 7.3.3
- Besonderheit hier ist die etwas andere Konsistenz des unter der Harnröhre liegenden Netzanteils, die – in Kombination mit den häufiger bereits erfolgten Voroperationen bei den Frauen, bei denen wir Remeex anbieten – es kommt etwas häufiger zu Erosionen als beim einfachen Band und

- die Einlage eines im Fettkörper des Schamhügels verbleibenden Nachstellmechanismus (in Kombination mit dem Manipulator, der nach der Implantation für 3-4 Tage liegen bleibt, bevor er entfernt wird) schaffen eine Eintrittspforte für Keime. Dies kann im Einzelfall zur Kontamination/Infektion/Abszessbildung führen, die es dann im Allgemeinen erforderlich macht, das System zu entfernen (mit entsprechendem Wirkungsverlust). Das Netzchen unter der Harnröhre kann im Regelfall erhalten bleiben, ist aber dann weniger effektiv. Dann muss, nach Ausheilen, der Eingriff nach 3-4 Monaten wiederholt oder eine andere Alternative angeboten werden.
- Hämatome im Regulatorlager sind selten.
- Ganz selten irritiert das auf der Muskelhaut liegende System den N. ileoinguinalis und verursacht (stechende) Schmerzen, die die Entfernung des Systems nach sich ziehen können. Auch die Irritation des Periosts durch die Nachstellfäden aus Prolene ist denkbar.

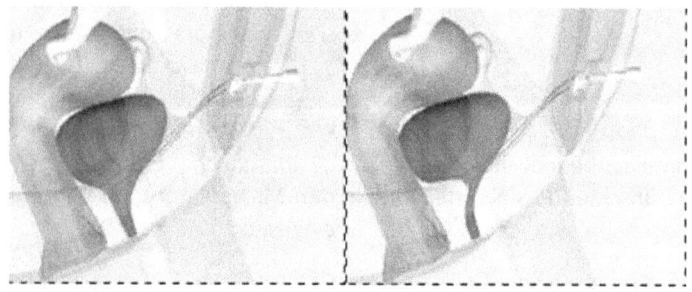

Abb. 47: liegendes System in lockerem (rechts) und angezogenem Zustand (links)

7.6 Postoperativ

• Postoperative Behandlung: Wenn eine Drainage im Raum hinter dem Schambeinknochen (Cavum Retzii) liegt oder eine vaginale Tamponade, wird diese normalerweise nach 24 (selten bis 48) Stunden entfernt. Bei Anlage eines suprapubischen Katheters (Kolposuspensions-OP) erfolgt ein Blasentraining mit Miktionsprotokoll ca. am 3—5. Tag nach der OP beginnend, wenn die Darmfunktion wieder in Gang gekommen ist. Das Ziehen des suprapubischen Katheters erfolgt (schmerzfrei), wenn der Restharnwert unter ca. 50 ml liegt. Ein Nierenultraschall wird durchgeführt, bevor Sie entlassen werden. Eine Antibiose gemäß dem lokalen Standard, abhängig vom Eingriff ist üblich.

• Postoperativ Vermeiden von schwerem Heben und anstrengender Arbeit für mindestens 6 Wochen, kein Geschlechtsverkehr für ungefähr 2—4 Wochen abhängig vom vaginalen Heilungsstatus und dem Eingriff.

• beim TVS:

  ▪ Transurethraler Katheter und Tamponade bis zum Morgen des ersten Tages postoperativ, dann Entfernung und sonographische Restharnkontrollen. In der Regel spätestens Entlassung am 2. Tag nach der OP

  ▪ Nach 1—2 Wochen können wieder alle normalen Aktivitäten fortgesetzt werden (außer dem Heben und Belasten bzw. Dingen, die Druck auf den Beckenboden verursachen [für weichen, gut gängigen Stuhlgang sorgen!]).

• Bei Allergiepatientinnen saisonale Besonderheiten bei der Terminwahl beachten

7.7 retropubische Schlingen) und Beckenbodenfunktion

Die Lebensqualität ist bei den nach der Implantation beim Hustentest stresskontinenten Patientinnen durch eine Drangsymptomatik stark beeinträchtigt. Die Patientinnen geben als Auslöser für den Urinverlust entweder

133

• das Aufstehen aus dem Sitzen an, wobei im Sitzen das Gefühl der vollen Blase fehlt oder

• das Verlieren von Urin auf dem Weg zur Toilette, selbst wenn es nicht zu Wartezeiten kommt.

Eine präoperativ stressinkontinenzbedingte reduzierte maximale Blasenkapazität (wird weiter gefüllt, geht beim Husten Urin in großen Mengen ab, ohne Reaktion des Detrusors) sowie einen recht frühen ersten Harndrang lassen an eine Drangsymptomatik denken. Polyurie (frequency), Nykturie und das Gefühl eines „Zusammenziehens" im Unterleib mit Dranggefühl in der Urethra wird hingegen vor allem bei den Patientinnen mit motorischer Urgency angegeben. Vor allem hinsichtlich der Nykturie postoperativ unterscheiden sich die beiden Gruppen. Sie liegt in der sensorischen Gruppe im Mittel zwischen 1 und 3 Mal, in der motorischen Gruppe durchschnittlich zwischen 3 und 7 Mal.

Das Problem postoperativer Drangsymptome findet oft nur eine marginale Würdigung. Dieses entspricht aber nicht der klinischen Wertigkeit der Symptomatik. Von geringerer klinischer Bedeutung sind die passageren Drangsymptome, die vor allem bei den schwer stressinkontinenten Frauen auftritt, wenn, bedingt durch die Verbesserung der Kontinenz, das Mehr an Blasenkapazität solange als Drang empfunden wird, bis die Patientinnen sich an diesen neuen Zustand gewöhnt haben. Dies nimmt im Allgemeinen 4—6—8 Wochen in Anspruch und kann in Fällen ausgeprägterer Leidensdruckes sehr effektiv mit z.B. einem Anticholinergikum behandelt werden. Es muss hier mit einer Inzidenz zwischen 2 und 6% gerechnet werden.

Auch weit weniger problematisch sind die Frauen, bei denen es aufgrund einer Fehllage (zu blasenhalsnah) infolge Dislokation oder zu hoher Implantation oder aufgrund einer zu starken Bandspannung infolge primär zu starker Spannung oder sekundär infolge Bindegewebsüberreaktion zu Drangsymptomen (bzw. einer Kombination mit obstruktiven Miktionsbeschwerden) kommt. Hier kann die Durchtrennung des Bandes die Symptomatik in den meisten Fällen beheben, die Kontinenz hingegen bleibt in über 80% erhalten.

Probleme mit erheblicher Reduktion der Lebensqualität haben die Frauen, bei denen keine der vorgenannten Ursachen zu finden und demzufolge auch keine einfache Therapie anzuwenden ist. Parasympatolytika (=Anticholinergika) führen zu kaum/keinem spürbarem Erfolg und auch eine Durchtrennung des Bandes behebt den „Drang" nicht. Die Zystoskopien sind ebenso unauffällig wie die Kalibrierung der Urethra. Allen gemeinsam ist letztlich die desolate Situation der Beckenbodenmuskulatur. Sie fällt beim sog. „Testing" der Beckenbodenmuskelfunktion auf (und lässt sich ggf. durch elektrische „Pelvimetrie" in Zahlen fassen). *Die kontraktile Insuffizienz der Muskulatur aufgrund schlechter Muskelleistung, nicht die insuffiziente Kontraktion aufgrund pathologischer Anatomie stellt einen ungünstigen prognostischen Faktor für die Effektivität einer Inkontinenz-OP bzw. Bandimplantation dar.* Bei der Befragung der Patientinnen kommt es darauf an, zu versuchen eine Differenzierung der Störung durch gezielte Fragen herauszuarbeiten.

Das Kollektiv der Patientinnen mit einem **schlechten Testing** (niedriges Oxford-Grading* (s. n. S.) bzw. EMG-Summenpotentialwerten unter 10 µV) und den entsprechenden anamnestischen „Risikofaktoren":
• Urinverlust bei gefüllter Blase auf dem Weg zur Toilette, ohne diesen halten zu können
• Urinverlust beim Aufstehen ohne vorher das Gefühl der vollen Blase gehabt zu haben
ist bezüglich der Indikationsstellung zur TVT-Implantation mit großer Vorsicht zu behandeln. Die Vorschaltung (elektro-)physiotherapeutischer Behandlungsmethoden (z. B. EEMA) ist hier ratsam.
• **Testing schlecht** (< 4µV im EMG): 8 Wochen Reizstrom, danach Biofeedback, anschließend konventionelle Physiotherapie
• **Testing mäßig** (4—8µV im EMG): 8 Wochen Biofeedback, anschließend konventionelle Physiotherapie oder EEMA (20 x)
Erst nach Besserung der Beckenbodenfunktion (Anstieg der EMG-Werte, besserer Palpationsbefund [Testing]) erscheint TVT sinnvoll.

• **Testing gut** (> 12 µV im EMG): Beckenbodenfunktion für primäres TVT ausreichend.

Ich empfehle und implantiere mittlerweile retropubische Bänder nur noch, wenn ich davon überzeugt bin, dass die Beckenbodenfunktion ausreicht, damit die Abdichtungsfunktion von der Wiederherstellung der Möglichkeit der Druckübertragung auf die Harnröhre auch tatsächlich profitieren kann.

*Oxford-Grading zur Beschreibung der Muskelfunktion am Beckenboden

Grad	Merkmale
0	keine Kontraktion spürbar
1	kaum spürbare, zuckende Kontraktion; von außen am Damm nicht sichtbar
2	schwache, eindeutig spürbare Kontraktion; leichter Druck am Untersuchungsfinger
3	mittlere Muskelkraft; deutlicher Druck am Untersuchungsfinger; leichter Lift, außen am Damm sichtbar
4	gute Muskelkraft; deutlicher Druck am Finger; Lift gegen leichten Widerstand
5	sehr starke Muskelkraft; Kontraktion gegen Widerstand möglich; deutlich einsaugende Bewegung nach cranio-ventral

Kapitel 8   Die bedeutendsten operativen Verfahren zur Behebung der genitalen Senkung

8.1 Klassische, netzfreie Techniken – vaginale Verfahren

8.1.1 Vordere Plastik

8.1.1.1 Technik
Bei der „vorderen Plastik" (Abb. 48) oder „vorderen Kolporrhaphie" wird die Pulsionszystozele unter einer Reihe quergestellter „Raffnähte", die die subvesikale (unter der Blase gelegene) Faszie unter dem Blasenboden doppeln, versenkt. Die überschüssige Scheidenhaut wird entfernt und die Scheidenhautwunde (Kolpotomie) mit Naht verschlossen.

8.1.1.2 Inhalt der Aufklärung
- Wundheilungsstörung, Granulationspolypenbildung (selten)
- Blasenfunktionsstörungen (Restharn, Inkontinenz)
- Fistelbildung
- Harnleiterverletzung/Verziehung mit Folgeeingriffen
- Blasenverletzung mit Nahtversorgung/Fistel als Folge
- Durch Vereinigung des Bindegewebes in der Mittellinie Zug auf die seitliche Fixierung des Bindegewebes am Levatormuskel, dadurch in der Folge (Latenzzeit variiert erheblich) Senkung der gesamten Vorderwand mit Blase/Enterozele als Inhalt und evtl. neuer Operationsnotwendigkeit
- Schmerzen beim Verkehr durch Scheidenenge
- Verlust der sexuellen Erregbarkeit
- Urinverlust beim Geschlechtsverkehr

137

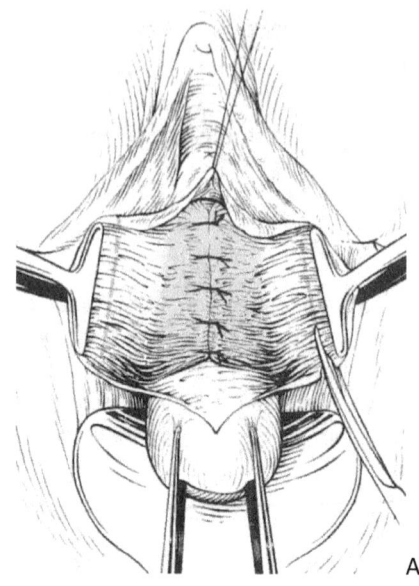

Abb. 48: vordere Plastik

8.1.2 Hintere Plastik

8.1.2.1 Technik

Ziel dieser Technik ist die Raffung des Bindegewebes im Raum zwischen Enddarm und Scheide [Spatium rectovaginale], der sog. perirektalen Faszie, um darunter die Rektozele zu versenken. Da das Bindegewebspolster schwach ist (bei den Senkungspatientinnen in besonderem Maß), findet man hier nur selten ein rechtes Widerlager für die Rektozele. Daher rafft man üblicherweise Muskelgewebe des Levators in der Mittellinie. Je nach Ausprägung der Levatoren und deren Mobilisierungsfähigkeit kann man beide Seiten bis in eine Höhe von 4-6 cm ab Scheideneingang (Hymenalsaum) in der Mittellinie vereinigen und die Rektozele darunter versenken. Diese Technik führt aber, je weiter nach innen man diese Vereinigung durchführt, zu einer sanduhrförmigen Einengung des Scheidenlumens und damit zur Problemen beim

Verkehr. Man ist daher, will man die Kohabitationsfähigkeit erhalten, gezwungen die Medianvereinigung in einer Höhe zu beenden, die einer hohen Rektozele bzw. Enterozele weiter Raum zur Entwicklung lässt.

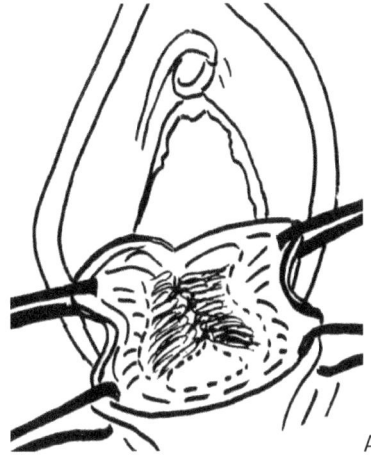

Abb. 49: hintere Plastik

8.1.2.2 Inhalt der Aufklärung
- Wundheilungsstörung, Granulationspolypenbildung (selten)
- Blasenfunktionsstörungen (Restharn, Inkontinenz)
- Fistelbildung (Darm) und Darmverletzung (Enddarm/Dünndarm) mit Folgeeingriffen,
- Blasenverletzung mit Nahtversorgung/Fistel als Folge
- Durch Vereinigung des Bindegewebes in der Mittellinie Zug auf die seitliche Fixierung des Bindegewebes am Levatormuskel, dadurch in der Folge (Latenzzeit variiert erheblich) erneute Senkung der gesamten Hinterwand mit seltener Rezidivrektozele, häufiger Enterozele als Inhalt und evtl. neuer Operationsnotwendigkeit;
- Schmerzen beim Verkehr durch Scheidenenge und Verlust der sexuellen Erregbarkeit,
- Urinverlust beim Geschlechtsverkehr, Stuhlinkontinenz

139

8.1.3 Vaginaefixatio nach Amreich/Richter

8.1.3.1 Technik

Beide Operationsverfahren unterscheiden sich grundsätzlich nur in der Wahl des Fixationsortes des Scheidengrundes. Während bei der Technik nach Richter-Amreich das (rechte) Ligamentum sacrospinale, unter dem M. coccygeus gelegen, Fixationspunkt ist, wird bei der Technik nach Amreich das etwa 1-2 cm weiter kranial gelegene, stabilere Lig. Sacrotuberale gewählt.

Die Fixierung erfolgt zumeist mit langsam resorbierbarem Nahtmaterial, wenn es sich um eine unilaterale Fixierung handelt. Auch eine retrovaginale („versteckte") Stichtechnik ist möglich. Gleichwie führt die Technik der Auflagerung der Scheide auf das Band zu einer Achsendeviation nach kaudal (bleibend) und nach rechts (die sich über die Zeit wieder ausgleicht, indem ein Rezessus nach rechts entsteht (Abb. 50).

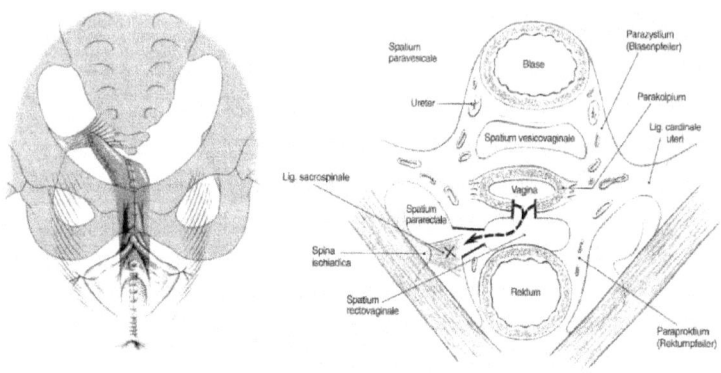

Abb. 50: Rezessusbildung (links) und Bindegewebsräume (rechts) zur Amreich-Richter-OP

Bei der bilateralen Fixierung ist dies nicht möglich, weil das direkte Aufknüpfen der Scheide auf das Ligament zu einer Stenosierung des zwischen den Vaginaefixationspunkten hindurchlaufenden Rektums führen würde.

Hier benutzt man geflochtene nicht-resorbierbare Fäden und bleibt in der Vaginalfaszie streng retroepithelial. (die Fäden kommen nicht an die Oberfläche). Mit einem in der Folge auftretenden Descensus vaginae anterior/einer Enterozele ist bei dieser Technik in allen Fällen durchaus zu rechnen.

8.1.3.2 Inhalt der Aufklärung

- Transfusionspflichtige Hämorrhagien 2% (Holley et al.'95) - typische Gefäßverletzungen:
  - hypogastrischer Venenplexus (Monk et al '91)
  - A. pudenda (Carey et al. 1994)
  - pararektale Venen (Cruikshank et al.'99)
- Abszessbildung
- Verletzung des Plexus sacralis/N. pudendus mit entsprechenden Nervenausfällen, die motorisch und/oder sensorisch sein können (Beine/Gesäß/Levator/ Schließmuskel) oder
- Irritation des Nerven (vorbeiziehende Fäden/später Narbe) mit Schmerzen, die ins Bein oder ganz selten in die Leiste ausstrahlen (sog. „Buttock pain" [Gesäßschmerz] häufig aber vorübergehend (Nichols et al'93)
- Fadenerosionen und Granulationspolypenbildung mit Ausfluss/Schmierblutung/Schmerzen beim Geschlechts- verkehr
- Rezidiv* bzw. durch Bindegewebsschwäche im Bereich der Vorderwand als Enterozele oder als Zystozele mit Restharnbildung und
- Harninkontinenz (Belastungsinkontinenz [bleibt] oder Dranginkontinenz (neu auftretend/verschlimmert)
- Blasenverletzung/Harnleiterverletzung/-verziehung mit Nierenstau und daraus resultierenden sekundären Maßnahmen, im Maximalfall Harnleiterneuimplantation in die Blase oder Fistelbildung
- Überschießende Bindegewebsreaktion auf das Nahtmaterial mit bisweilen erheblicher

Funktionseinschränkung der Harnblase bis hin zu absoluter Inkontinenz oder schwerer Drangblasenstörung

- Verlust der sexuellen Erregbarkeit der Scheide oder Schmerzen durch vaginale Narben oder Verhärtungen infolge des Einheilens des Nahtmaterials
- Darmverletzungen mit resultierenden Komplikationen (Peritonitis und Folgeeingriffe bis zum künstlichen Darmausgang) sind selten aber denkbar (Richter et al´88,...)
- Erhebliche bis lebensbedrohliche Blutungen aus paravaginalen/ präsakralen Venen oder Venen im Bereich des Beckenskeletts
- Stuhlinkontinenz
- Ausreißen der Fäden mit Blutung und Rezidiv*
- Probleme durch Achsenveränderung der Scheide bei einseitiger Operation mit in Folge rel. Verkürzung des zum Geschlechtsverkehr zur Verfügung stehenden Scheidenanteils
- bei simultaner Beckenbodenmuskelplastik ⇨ s. 8.1.2

* „Echte" Rezidive nach erfolgter Vaginaefixatio, die abermals vaginal angegangen werden sollen, brauchen einen sehr erfahrenen Operateur, da es vielfach schwierig ist die Narben sicher und ohne Schaden für die Umgebung zu durchtrennen. Sie sind aber selten, meist werden „Rezidive" fehlinterpretiert und es handelt sich um neue Senkungszustände angrenzender Scheidenanteile.

8.2 Klassische, netzfreie Techniken – abdominale Verfahren

8.2.1 Richardson-Lateralvaginopexie

8.2.1.1 Technik
Die Reparatur eines paravaginalen Defekts bei Traktionszystozele (die infolge des lateralen Aufhängungsdefektes der Scheide am Arcus tendineus fasciae pelvis/levatoris ani entsteht) nimmt eine gewisse Zwitterstellung zwischen Deszensus– und Inkontinenzeingriffen ein, da die schambeinfugennahen Fäden nur

unweit der klassischen Burch-Kolposuspensionspunkte gelegt
werden. Nach Dissektion des Cavum Retzii werden mit nicht
resorbierbaren Fäden der Arcus tendineus des Levators und der der
endopelvinen Faszie angenähert und damit die Bruchlücke
geschlossen. Eine Alternative, besonders infolge der Brüchigkeit des
Gewebes bei Senkungspatientinnen ist das Anschlingen der
Scheidenwand in Höhe des Arcus tendineus der endopelvinen Faszie
und das Einnähen der Fäden in das Cooper'sche Band. Hier ist, weil
die Nähte sehr weit nach lateral gesetzt werden müssen auf den
Verlauf des Obturatorius-Bündels und die das Cooper'sche Band im
rechten Winkel kreuzende Vene, meist ein Abgang der V.
obturatoria zu achten.

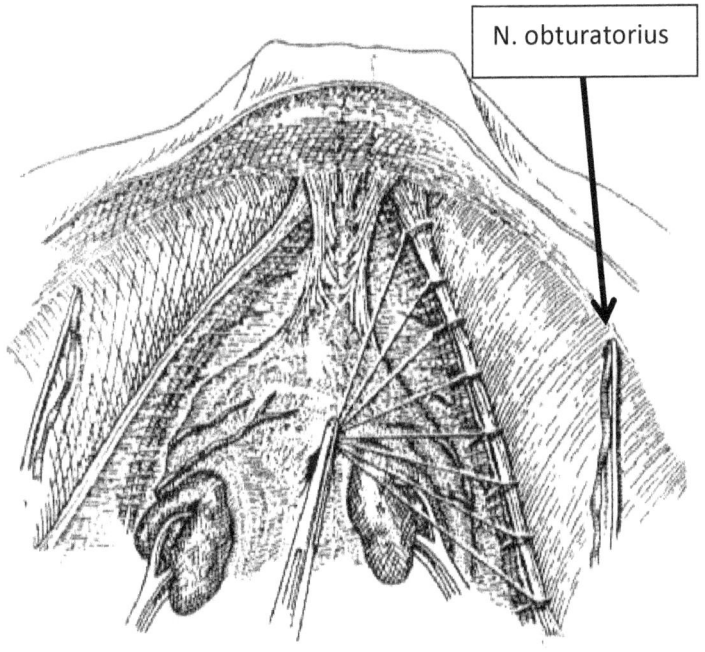

N. obturatorius

Abb. 51: klassische Form der Richardson-Operation mit Vereinigung
der endopelvinen Faszie mit dem Arcus tendineus

143

8.2.1.2 Inhalt der Aufklärung

- Blutung/Hämatom/Abszess
- Verletzung des N. obturatorius mit entsprechenden Nervenausfällen, die motorisch und/oder sensorisch sein können (die das Bein an den Körper ziehenden Muskeln)
- Irritation des Nerven (vorbeiziehende Fäden/später Narbe) mit Schmerzen, die ins Bein oder die Leiste ausstrahlen
- Fadenerosionen und Granulationspolypenbildung mit Ausfluss/Schmierblutung/Schmerzen beim Geschlechtsverkehr
- Rezidiv bzw. durch Bindegewebsschwäche im Bereich der Mittellinie Pulsionszystozele mit Restharnbildung und
- Harninkontinenz (Belastungsinkontinenz [bleibt] oder Dranginkontinenz (neu auftretend/verschlimmert)
- Blasenverletzung/Harnleiterverletzung/-verziehung mit Nierenstau und daraus resultierenden sekundären Maßnahmen, im Maximalfall Harnleiterneuimplantation in die Blase oder Fistelbildung
- Überschießende Bindegewebsreaktion auf das Nahtmaterial mit bisweilen erheblicher Funktionseinschränkung der Harnblase bis hin zu absoluter Inkontinenz oder schwerer Drangblasenstörung
- Verlust der sexuellen Erregbarkeit der Scheide oder Schmerzen durch vaginale Narben oder Verhärtungen infolge des Einheilens des Nahtmaterials
- Darmverletzungen mit daraus resultierenden Komplikationen (Peritonitis und Folgeeingriffe bis hin zum künstlichen Darmausgang) sind selten aber denkbar
- Läsion im Bereich des Plexus sacralis
- Erhebliche bis lebensbedrohliche Blutungen aus paravaginalen Venen oder Venen im Bereich des Beckenskeletts, selten Verletzung der Beinvene (V. iliaca externa/femoralis)

8.2.2 Klassische Fadensakropexie von Zervix oder Scheidenstumpf

8.2.2.1 Technik

Nach einer Pfannenstiellaparotomie (klassischer gynäkologischer Bauchschnitt oberhalb des Schambeinknochens quer) und dem Abstopfen des Darmes nach kranial (ggf. auch nach [suprazervikaler = Gebärmutterhals erhaltender] Hysterektomie/ ggf. mit Adnexentfernung [Entfernung der Eileiter/Eierstöcke, falls erforderlich oder gewünscht]) (oder im Rahmen eines endoskopischen (laparoskopischen) Eingriffs) wird das Scheidenrohr mit einem Instrument entfaltet.

Anschließend wird rechts vom S-Darm ein Zugang zum sog. retroperitonealen Raum (Der Retroperitonealraum oder einfach das Retroperitoneum (*Spatium retroperitoneale*) beinhaltet jene anatomischen Strukturen, die hinter dem Bauchfell (Peritoneum) liegen und nicht vom Bauchfell umschlossen werden. „retroperitoneal" bedeutet „hinter dem Peritoneum") und der rechte Ureter dargestellt. Das Bauchfell wird neben dem Harnleiter (Ureter) gespalten, falls

Abb. 51: Anatomie des retroperitonealen Zuganges und Harnleiterlage

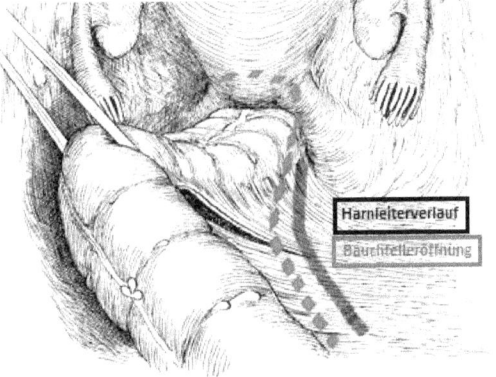

Harnleiterverlauf

Bauchfelleröffnung

kein gynäkologischer Zusatzeingriff erfolgt ist, der ohnehin eine Öffnung des Bauchfells beinhaltet, ansonsten wird von diesem bereits existenten Peritonealschlitz ausgehend der Ureter aus dem hinteren Peritonealblatt mobilisiert und nach seitlich hin abgedrängt. Nun wird das Rektosigmoid nach links beiseite gedrängt

145

und so der Zugang zum Kreuzbein geschaffen. Die Auswahl der Höhe der Fixierung am Kreuzbein (Sakrum) entscheidet über die Verlaufsrichtung der Scheidenachse, die Fixierung am Übergang der Lendenwirbelsäule zum Kreuzbein (=Promontorium) (technisch leichter zu erreichen) führt zu einer zu steileren Achse. Günstiger ist das Legen der Nähte in Höhe S2/3. Hierbei ist bei der Präparation auf die Vermeidung von Blutungen aus der Knochenhaut des Kreuzbeines (sog. Waldeyer'sche Faszie) zu achten.

Nun legt man 3 nicht resorbierbare Fäden durch diese präsakrale Faszie. Die Verankerung der Fäden muss stabil sein. Das freie Ende der Fäden wird dann in den Scheidengrund oder den Zervixstumpf eingenäht und dieses so an das Os sacrum gebracht, dass die Scheidenachse möglichst physiologisch bleibt und spannungsfrei fixiert werden kann. Auf Knotensicherheit ist zu achten. Nach Kontrolle auf Bluttrockenheit wird häufig subperitoneal eine sog. Robinson-Drainage eingelegt und das Bauchfell wieder verschlossen, so dass der Douglas-Raum (der tiefste Punkt des Bauchfells im Becken) [wenn auch nur passager] entlastet wird. Es folgt der Bauchdeckenverschluss einschließlich des Anlegens einer suprapubischen Zystostomie (SPK).

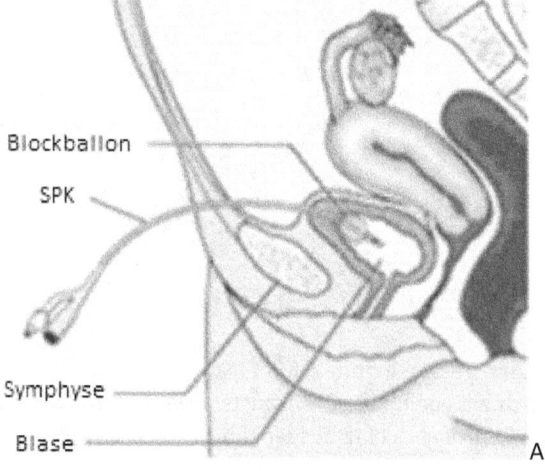

Abb. 52: SPK

8.2.2.2 Inhalt der Aufklärung

- Blutung/Hämatom/Abszess
- Fistelbildung zwischen Netz und Scheide infolge
- Netzerosionen und Granulationspolypenbildung mit Ausfluss/Schmierblutung/Schmerzen beim Geschlechtsverkehr
- Verrutschen des Implantates und dadurch bedingt Netzerosionen und Granulationspolypenbildung mit Ausfluss/Schmierblutung/Schmerzen beim Geschlechtsverkehr
- Harninkontinenz
- Blasenverletzung/Harnleiterverletzung/-verziehung mit Nierenstau und daraus resultierenden sekundären Maßnahmen, im Maximalfall Harnleiterneuimplantation in die Blase oder Fistelbildung
- Überschießende Bindegewebsreaktion auf das Implantat mit bisweilen erheblicher Funktionseinschränkung der Harnblase bis hin zu absoluter Inkontinenz oder schwerer Drangblasenstörung
- Verlust der sexuellen Erregbarkeit der Scheide oder Schmerzen durch vaginale Narben oder Verhärtungen infolge des Einheilens des Implantates
- Darmverletzungen mit daraus resultierenden Komplikationen (Peritonitis und Folgeeingriffe bis hin zum künstlichen Darmausgang)

8.3 Netzunterstützte Techniken

Die Gründe für die Anwendung sog. alloplastischer Verfahren sind folgende:

- Netzinterponate bei Hernien minimieren Rezidivrate deutlich
- die spannungsfreie Operationstechnik mindert postoperative Beschwerden (Schmerzen, Störung von Miktion/Defäkation)

147

- die posteriore Levatorinterposition ist nur bis zu einer bestimmten Höhe möglich (Stenose/Schmerzen/Kohabitationsprobleme [=Dyspareunie])
- Prolenevlies und xenogenes (von einer anderen Spezies, z.B. vom Schwein stammendes) Material sind im gynäkologischen Bereich zwar gut verträglich, haben aber einerseits eine erhöhte Ab-/Ausstoßungsrate (Vlies wird ausgestoßen) bzw. eine auf Dauer gesehen doch offenbar gegenüber dem Kunststoff höhere „Abbaurate" (das Schweinekollegenvlies scheint „zu verschwinden")
- autologe (vom Individuum selbst stammende) Interpositionslappen (sog. Brückenplastiken nach Petros) bringen ohne Alteration der Anatomie keine gute Stabilität, deformieren die Scheide (Länge!) und rezidivieren zum Teil (sehr) früh.
- Nicht-spannungsfreie Techniken bergen ein hohes Risiko der anatomischen Deformierung des Beckenbodens mit resultierender Funktionsstörung, Dyspareunie und Schmerzen.
- Spannungsfreie, der funktionellen Anatomie angepasste Techniken bringen auch in der Inkontinenzchirurgie den besten Effekt
- **Die Verwendung von Seramesh PA bzw. den konfektionierten Implantaten der SerATOM-Gruppe, dessen Prototyp (SerATOM A PA) und wesentliche Modifikationen (SerATOM G PA, SerATOM GII PA), die von mir in Rüdesheim entwickelt wurde, legte den Grundstein für eine solide, risikoarme und haltbare Rekonstruktionschirurgie des Beckenbodensystems.**

Im Zusammenhang mit der Aufklärung gelten für Netzimplantationen allgemein folgende aufklärungspflichtigen Risiken und Nebenwirkungen:
- Erosion, (überschießende) Narbenbildung, Granulationspolypenbildung, blutige Sekretion, Ausfluss

148

- Narbenschmerzen, Schmerzen beim Verkehr, Unfähigkeit zu Verkehr infolge Scheidenenge oder Verlust der sexuellen Erregbarkeit/Empfindung im Bereich der Scheide
- Verletzung der Nachbarorgane Blase und Enddarm, selten höhergelegene Darmabschnitte mit entsprechenden Komplikationen und Folgeeingriffen
- Fistelbildung
- Kontinenzstörung (Harn-, Stuhl-, Drang-, Belastungs-inkontinenz

8.3.1 Anterior-kraniales TOT-Band

8.3.1.1 Techniken

Selten ist dieser minimalste der Senkungseingriffe einer, der isoliert ausgeführt wird. Meist kommt er in Kombination mit einer „abdichtenden" Maßnahme auf unser OP-Programm. *Ziel ist die Stabilisierung der vorderen oberen Scheide und damit des Blasenbodens bei einer den positiven Effekt einer mitturethralen Schlinge gefährdenden zu starken Mobilität des Blasenbodens infolge Minderfixierung der oberen Scheidenvorderwandanteile.*

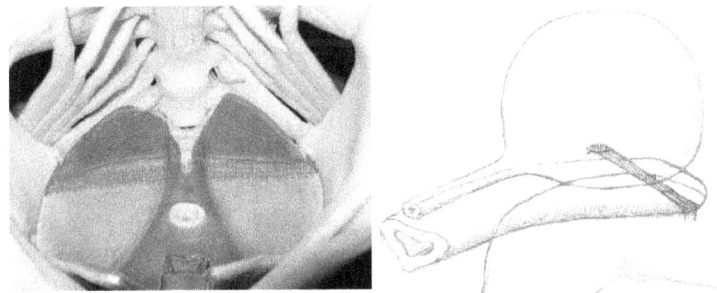

Abb. 53: quer verspanntes transobturatorisches kraniales TOT zur Fixierung der oberen Scheide

Hier geht der Weg wie beim Inkontinenz-TOT-Band auch durch die Schenkelbeuge, durch eine Öffnung des Beckenknochens dem so genannten Foramen obturatum. Ein korkenzieherartig gewundener

149

Dorn wird durch diese Pforte eingebracht und in Höhe des Scheidengrundes (bei vorhandener Gebärmutter oberhalb der Zervix) aus der Scheide wieder herausgeführt. An der Spitze wird das Band befestigt und wie mit einer Häkelnadel durch den Stichkanal zurückgeführt. Spiegelbildlich wird auf der gegenüberliegenden Seite in gleicher Weise vorgegangen. Nun liegt das Band unter der Scheidenvorderwand nahe deren innerem Ende und wird dort an der Scheidenhaut oder bei vorhandenem Gebärmutterhals an diesem befestigt. Die Ausstichstelle wird mit zwei Stichen genäht. Der Eingriff dauert etwa 15-20 Minuten in Kurznarkose.

8.3.1.2 Inhalt der Aufklärung
- Blasenperforationen sind seltener als bei retropubischen Bandoperationen, deshalb gehört die Blasenspiegelung auch nicht zum Standardvorgehen beim Eingriff
- Hämatome können hier eher vorkommen als beim mitturethralen TOT, sind aber insgesamt ebenfalls seltener als beim retropubischen Band
- Da das Band sehr knochen(haut)nah eingebracht wird und sehr eng über den neben der Harnröhre gelegenen Winkel zwischen Scheidenvorder- und Seitenwand können hier häufiger Erosionen und Irritationen (Schmerzen in Ruhe, bei Belastung, beim Verkehr) auftreten. Daher wird es auch nur noch selten indiziert
- Nicht-optimale Bandlage oder Verrutschen des Bandes in der Zukunft
- Da das Band unter dem Blasenboden entlang läuft kann es eher zu Verziehungen/Beeinträchtigungen der Harnleiter kommen als bei den mitturethralen Bändern. Selten kommt es zu Harnleiterverletzung oder Abflussbehinderung, die dann weitergehende Eingriffe erfordern (Entfernen des Bandes, Schienung des Harnleiters, Neuimplantation des Harnleiters)
- Blutung/Hämatom/Abszess

- Verletzung des N. obturatorius mit entsprechenden Nervenausfällen, die motorisch und/oder sensorisch sein können (die das Bein an den Körper ziehenden Muskeln)
- Irritation der Muskelkante mit Schmerzen, die ins Bein oder die Leiste ausstrahlen
- Banderosionen und Granulationspolypenbildung mit Ausfluss/Schmierblutung/Schmerzen beim Geschlechtsverkehr
- Verrutschen des Bandes (auch durch z.B. druckbedingtes Einwandern in den Muskel, dessen Kante ja als Umlenkpunkt fungiert) und dadurch bedingt Erosionen und Granulationspolypenbildung mit Ausfluss/Schmierblutung/Schmerzen beim Geschlechtsverkehr
- Harndrang-/Inkontinenzentstehung
- Fistelbildung zwischen Scheide und Blase
- Verlust des Bandes, wenn in der Zukunft die Gebärmutter total entfernt werden muss

8.3.2 Posteriores supralevatorielles Band (sog. "infracoccygeale Sakropexie" nach Petros)

8.3.2.1 Technik

Die sog. *infracoccygeale Sakropexie* ist ein Eingriff, bei dem eine Enterozele behoben und das kraniale Ende der Scheide (mit oder ohne Uterus) fixiert werden soll. Um diesen Defekt zu reparieren wird ein Kunststoffband in der Nähe der Steißbeinspitze von perianal her transkutan über die Fossa ischiorectalis eingebracht, neben dem Enddarm zur Enterozele herangeführt und an der Gegenseite wieder zurück nach außen gebracht. Dazu ist zumindest ein querer Schnitt an der oberen Scheidenhinterwand erforderlich, auch die klassische Längseröffnung der Scheide ist denkbar (der dabei dargestellte Levatormuskel kann auf diese Weise danach auch völlig unproblematisch für jegliche Form der Hinterwandstabilisierung weiterverwendet werden, falls geplant). Damit hat das Band eine definierte konstante Struktur als Widerlager und kann für die Rekonstruktion des posterioren

Kompartimentes herangezogen werden. Problematisch wird dies bei Strukturdefekten des Levatormuskels v.a. im Bereich der kranialen Kante(n).

Das Band wird an die Überreste der im Becken verbliebenen Bänder fixiert. Die Bindegewebsreaktion des Körpers um das Band verstärkt es und ersetzt damit die körpereigenen Bandstrukturen. Eine PDS-Hilfsnaht entlastet nach Petros das Band für 6-8 Wochen. Diese wird dann einfach entfernt. Eine Scheidentamponade und ein Katheter sind nur für maximal einige Stunden nach dem Eingriff erforderlich.

Diese Technik birgt das Risiko, dass große Teile der Passage nur digital kontrolliert sind. Eine minimale Dissektion beinhaltet zumindest theoretisch eine höhere Läsionsgefahr für Darm und Blase (bei Lateraldefekt!).

Abb. 54: hinter dem Levatormuskel laufendes Band, das über den Levatorkanten dann an die obere Scheidenhinterwand geführt wird

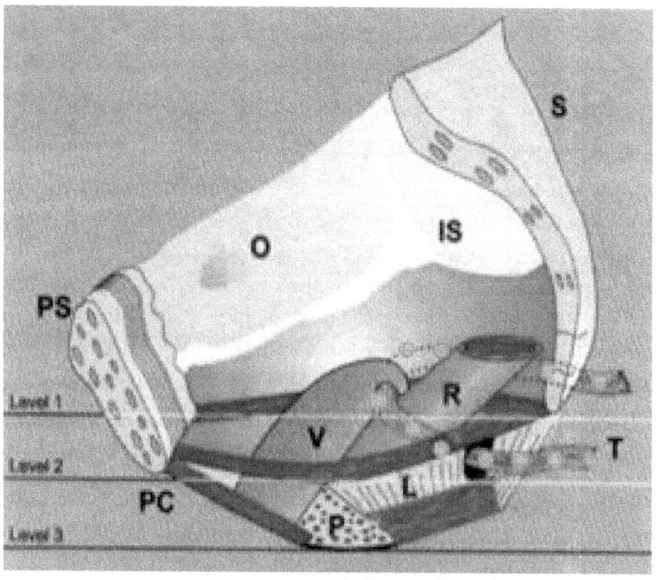

8.3.2.2 Inhalt der Aufklärung

Hier verläuft die „blinde" Passage der Einführnadel durch die Fossa ischiorectalis von der Pobacke bis hinauf zur Spina ischiadica. Daraus resultieren die speziellen Komplikationsrisiken

- Blutung/Hämatom/Abszess
- Verletzung des N. pudendus bzw. Verletzung im Bereich des Plexus sacralis mit entsprechenden Nervenausfällen, die motorisch und/oder sensorisch sein können
- Irritation der Levatormuskelkante mit Schmerzen, die ins Bein ausstrahlen
- Netzerosionen und Granulationspolypenbildung mit Ausfluss/Schmierblutung/Schmerzen beim Geschlechtsverkehr
- Verrutschen des Implantates (auch durch z.B. druckbedingtes Einwandern in den Muskel, dessen Kante ja als Umlenkpunkt fungiert) und dadurch bedingt Netzerosionen und Granulationspolypenbildung mit Ausfluss/Schmierblutung/Schmerzen beim Geschlechts-verkehr
- Stuhlinkontinenz/Stuhlschmieren/Stuhldrang
- Inkontinenz für Winde
- sehr selten Harninkontinenz

8.3.3 Anterior mesh repair

8.3.3.1 Technik

Nach Präparation der **Pulsionszystozele** (das ist die Indikation) über eine mediane (in der Mittellinie gelegene) vordere Scheideneröffnung (Kolpotomie), die nach unten nur bis an den Blasenhals reicht, wird ein entsprechend zugeschnittenes Implantat (der Patch wird vor dem Einnähen hinsichtlich der nötigen Größe und Form mit einer Schere zugeschnitten) am seitlichen Übergang zwischen Blasenfaszie und Vaginalhautlappen mit Einzelknopfnähten (oder fortlaufender Naht) fixiert (resorbierbarer Faden, Stärke 0 bis 1). Die Einstiche liegen etwa 4-5 mm vom Rand des Implantats entfernt. Das Implantat steht hierbei nicht unter

Spannung, liegt eher locker in der Schicht zwischen endopelviner Faszie und Scheidenhautlappen. Die Scheide wird über dem Implantat mit Einzelknopfnähten oder fortlaufend spannungsfrei ein– oder, wenn möglich, zweischichtig verschlossen, nachdem sehr sparsam in der Mittellinie überflüssige Scheidenhaut reseziert wurde. Eine Tamponade für 24 Stunden, vergesellschaftet mit einem transurethralen Dauerkatheterismus für diesen Zeitraum ist empfehlenswert. Wichtig ist, bei diesem Eingriff

- die sichere Hämostase (Blutstillung)
- dass keine Spannung auf die Implantatkanten kommt und
- dass der Zug des Haltefadens bei Wahl einer fortlaufenden Nahttechnik gleichmäßig verteilt wird.

Wir führen unmittelbar vor dem Eingriff eine sog. Single-shot Antibiose (Einmalgabe) mit einem Cephalosporin (z. B. Cefuroxim) durch.

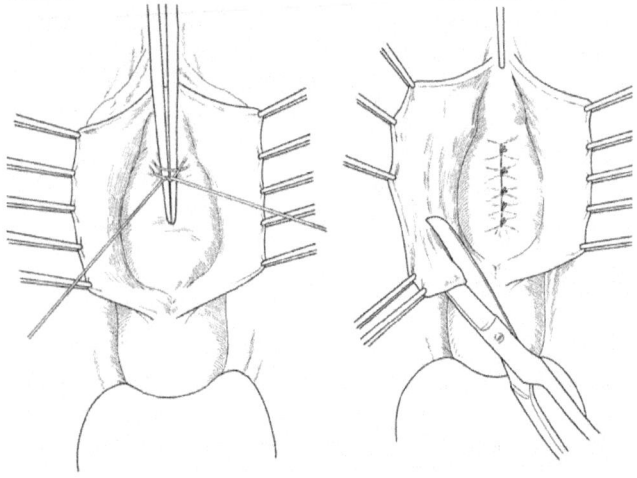

Abb. 55: anterior mesh repair

8.3.3.2 Inhalt der Aufklärung
Hier gelten die unter den Risiken und Nebenwirkungen der Netzimplantation allgemein aufgeführten Risiken in Kombination

mit denen der zugrunde liegenden nicht-netzunterstützen Technik, hier der sog. „vorderen Plastik".

Dieses Prinzip gilt eigentlich bei allen netzunterstützten Techniken, die zugrunde liegende „einfache" OP und die netzimplantations-assoziierten Risiken und Nebenwirkungen addieren sich.

8.3.4 4-Punkt-ATOM-Implantation (simplex)

8.3.4.1 Technik

Sie stellt die „Basisversion" der transobturatorischen Senkungseingriffe dar.

Es wird eine vordere scheidenwand eröffnet. Die Ränder werden gefasst und anschließend die Zystozele von den beiden Scheidenhautlappen bis zum Erreichen des Arcus tendineus abpräpariert. Erst dann entscheidet sich, ob eine Überdehnung (häufig) oder eine Ruptur (seltener) des Arcus tendineus vorliegt.

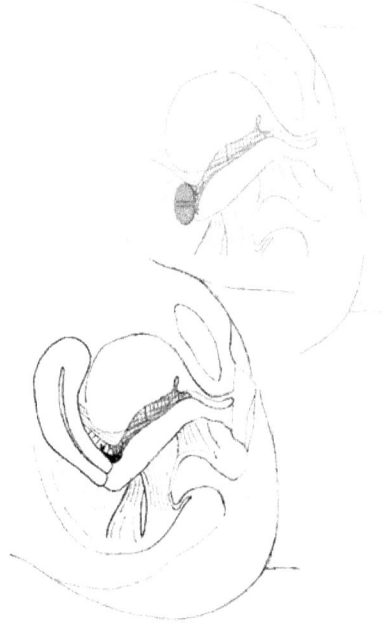

Abb. 56: Möglichkeiten der Fixierung des vorderen SerATOM

Nach äußerlicher Palpation wird die Inzisionsstelle über dem Foramen obturatum festgelegt. Über der Mitte des Foramens wird

155

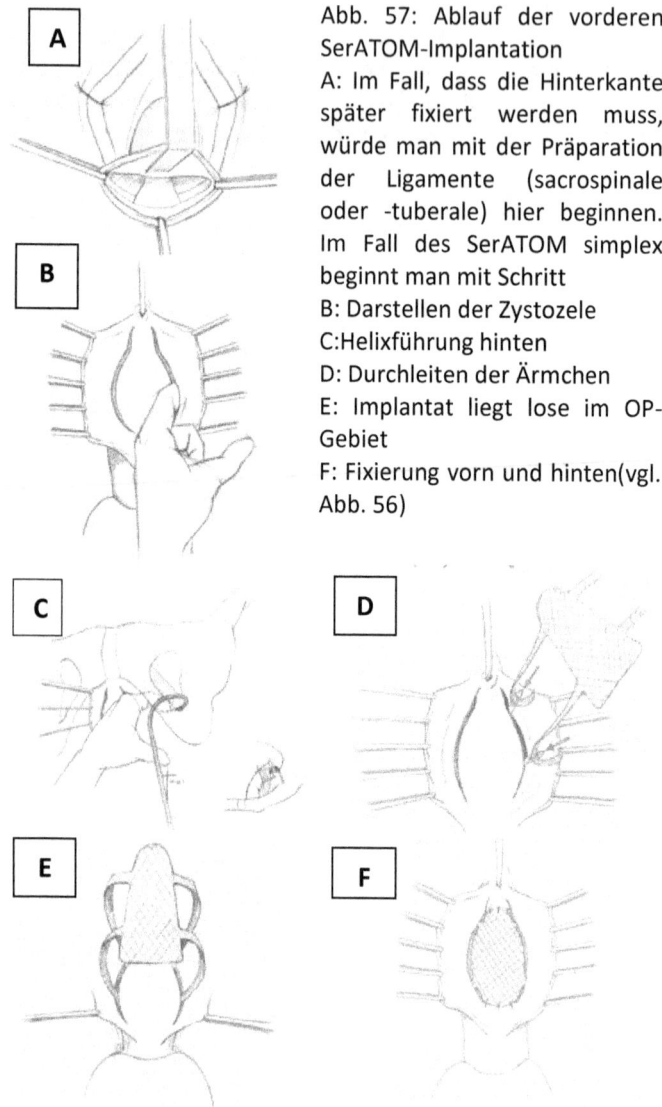

Abb. 57: Ablauf der vorderen SerATOM-Implantation

A: Im Fall, dass die Hinterkante später fixiert werden muss, würde man mit der Präparation der Ligamente (sacrospinale oder -tuberale) hier beginnen. Im Fall des SerATOM simplex beginnt man mit Schritt

B: Darstellen der Zystozele

C:Helixführung hinten

D: Durchleiten der Ärmchen

E: Implantat liegt lose im OP-Gebiet

F: Fixierung vorn und hinten(vgl. Abb. 56)

nun das korkenzieherartig geformte Einführinstrument (Helix) eingehängt und durch Faszie und Muskel in Richtung auf die endopelvine Faszie rotiert. Die Faszie wird penetriert bzw. die Spitze der Helix durch den lateralen Fasziendefekt geführt und zum Erscheinen in der Scheide gebracht. Einfädeln des Netzes in das Öhr an der Spitze des Instrumentes und Durchführen des Bandes (s. Abb. 57). Auf der gleichen Seite wird nun mit einer größeren Helix die Membrana obturatoria am tiefsten Punkt des Foramen obturatum (dorsal) penetriert. Das Instrument umläuft jetzt den gesamten M. obturatorius internus an seiner beckenwandnahen, der Membrana obturatoria zugewandten Seite, und tritt oberhalb des auf der Spina ischiadica liegenden Fingers mit etwa 1—1,5 cm Distanz von der Spina am kranialen Rand durch den Arcus tendineus bzw. dessen Defekt. Nach erneutem Einfädeln des „Beinchens" des Implantats wird der Vorgang auf der anderen Seite analog wiederholt.

Mit stumpfen Pinzetten wird das Implantat nun ausgebreitet und mit 3 Nähten unter dem Blasenhals in der Mittellinie und beidseits lateral fixiert (Abb. 57F).

Bei reiner 4-Punkt-Fixierung [4-Punkt-ATOM simplex] (Abb. 56) erfolgt nun die Fixierung der Implantatmitte kranial auf der Zervix.

Dann wird die Scheide über dem Implantat verschlossen.

Gibt es diese Fixierungsmöglichkeit an der stabilen Zervix nicht, dann muss das hintere Ende des SerATOM anderweitig fixiert werden, dann beginnt der Eingriff mit Schritt 57A, wenn es sich um eine vaginale 6-Punkt-Fixierung handelt (s.u.).

8.3.4.2 Inhalt der Aufklärung

Hier verläuft die „blinde" Passage der Einführnadel durch die Membrana obturatoria bzw. den vorderen Anteil des M. obturatorius und optimalerweise bei 2 Ärmchen um dessen tiefe (kraniale) Kante. Daraus resultieren die speziellen Komplikationsrisiken

- Blutung/Hämatom/Abszess
- Verletzung des N. obturatorius mit entsprechenden Nervenausfällen, die motorisch und/oder sensorisch sein können (die das Bein an den Körper ziehenden Muskeln)

- Irritation der Muskelkante mit Schmerzen, die ins Bein oder die Leiste ausstrahlen
- Netzerosionen und Granulationspolypenbildung mit Ausfluss/Schmierblutung/Schmerzen beim Geschlechtsverkehr
- Verrutschen des Implantates (auch durch z.B. druckbedingtes Einwandern in den Muskel, dessen Kante ja als Umlenkpunkt fungiert) und dadurch bedingt Netzerosionen und Granulationspolypenbildung mit Ausfluss/Schmierblutung/Schmerzen beim Geschlechtsverkehr
- Harninkontinenz
- alle Komplikationsmöglichkeiten des TOT-Bandes
- Blasenverletzung/Harnleiterverletzung/-verziehung mit Nierenstau und daraus resultierenden sekundären Maßnahmen, im Maximalfall Harnleiterneuimplantation in die Blase oder Fistelbildung
- Überschießende Bindegewebsreaktion auf das Implantat mit bisweilen erheblicher Funktionseinschränkung der Harnblase bis hin zu absoluter Inkontinenz oder schwerer Drangblasenstörung
- Verlust der sexuellen Erregbarkeit der Scheide oder Schmerzen durch vaginale Narben oder Verhärtungen infolge des Einheilens des Implantates
- Darmverletzungen mit daraus resultierenden Komplikationen (Peritonitis und Folgeeingriffe bis hin zum künstlichen Darmausgang)

8.3.5 Posterior mesh repair

8.3.5.1 Technik

Über einen hinteren Scheidenwandschnitt wird die Rektozele nach beiden Seiten bis zum sog. Levatordach präpariert. Bei diesem Eingriff benötigt man einen Patch von etwa 5 cm Breite und ca. 10 cm Länge. Vor dem Einsetzen wird das Material zurechtgeschnitten. Die Fixierung erfolgt mit durch das seitliche Bindegewebe unter der Scheidenhaut gestochenen Einzelknopfnähten (resorbierbar). Im

Bereich des Scheideneinganges wird der Patch überwendlich quer auf dem Bindegewebe des Perinealkeils in Höhe des Hymenalsaumes (Hymen = Jungfernhäutchen) fixiert. Die Scheidenhaut wird wieder verschlossen. Rektale Tastkontrolle, vaginale Tamponade für 24 Stunden und Transurethralkatheter für diesen Zeitraum beenden den Eingriff. Antibiose.

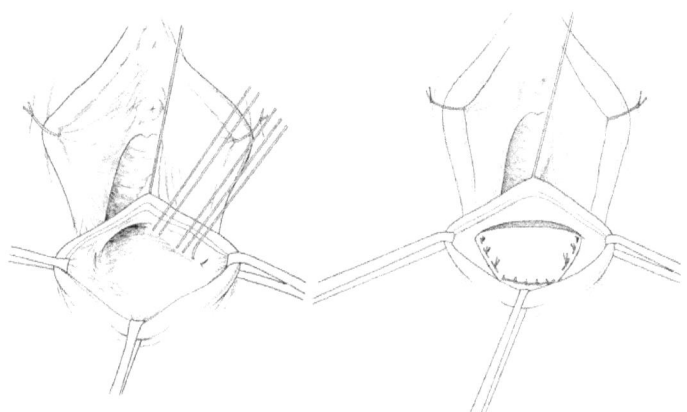

Abb. 58: posterior mesh repair

8.3.5.2 Inhalt der Aufklärung
Hier kombinieren sich die allgemeinen Risiken und Nebenwirkungen der Netzimplantation sowie die Risiken und Nebenwirkungen der sog. „hinteren Plastik" (s. d.).

8.3.6 Posteriore ATOM-Implantation

8.3.6.1 Technik
Im Prinzip handelt es sich um eine Kombination von einer infracoccygealen Sakropexie (s. d.) mit einem posterior mesh repair, wobei – je nach Situation – der vordere Anteil des Netzes mit Nähten (wie beim posterior mesh) oder mit den beiden Ärmchen

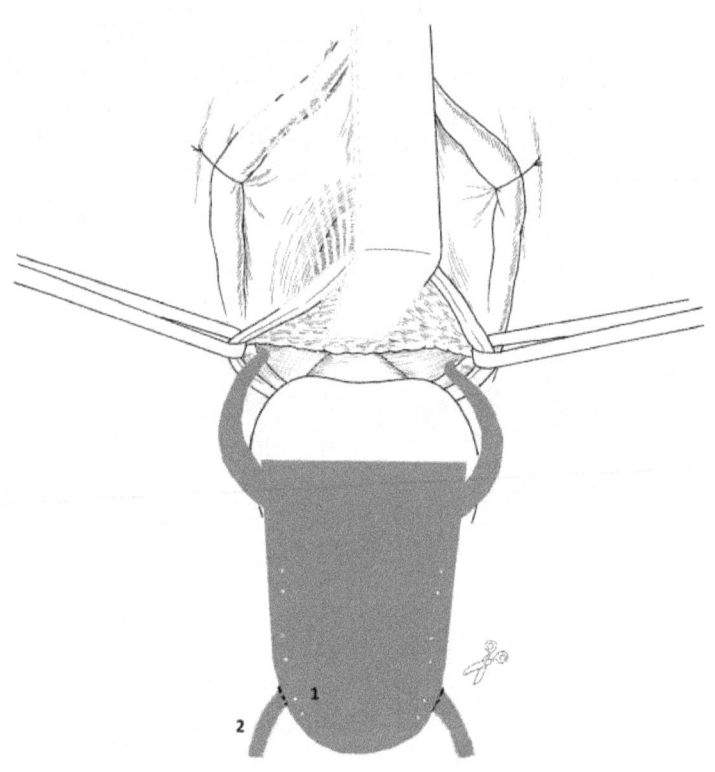

Abb. 59: posteriore SerATOM-Implantation
1: Fixierung der vorderen Kante mit 1 Naht pro Seite nach Abschneiden des Ärmchens
2: Fixierung mittels angebrachter Ärmchen durch Durchstich dieser

durch das Muskelgewebe hindurch fixiert werden kann. Darunter kann man eine Raffung des um den Enddarm herum gelegenen überschüssigen Bindegewebes zur Verkleinerung der Rektozele vorschalten, wenn diese eine gewisse Ausdehnung hat. Um diesen Defekt zu reparieren, wird ein Kunststoffband in der Nähe der Steißbeinspitze von der Gesäßbacke her über die Fossa ischiorectalis

(der Raum hinter dem Levatormuskel oberhalb der Gesäßmuskulatur) eingebracht und neben dem Enddarm zur Enterozele herangeführt und an der Gegenseite wieder zurück nach außen gebracht. Das obere Band des SerATOM A-Implantates wird nicht, wie von Petros beschrieben an den Überresten der im Becken verbliebenen Bänder fixiert um allein auf die Bindegewebsreaktion des Körpers, die das Band verstärkten soll, damit es die körpereigenen Bandstrukturen ersetzt, zu vertrauen. Wir bevorzugen es, die Technik über einen Scheidenhinter-wandlängsschnitt anzuwenden. Hier wird die kraniale Levatorkante einsehbar dargestellt und unter visueller Kontrolle wird das Instrument vorgeschoben und penetriert hier die endopelvine Faszie. Die Ärmchen verlaufen dann hinter dem Levatormuskel bis zum Ausstich am Gesäß. Der so dargestellte Levator kann nun auch völlig unproblematisch für jegliche Form des weiteren posterioren repair weiterverwendet werden (vgl. Kapitel 8.1.2 und 8.3.5). Damit hat das hintere Band eine definierte konstante Struktur als Widerlager und kann für die Rekonstruktion des posterioren Kompartiments herangezogen werden. Problematisch wird dies bei Strukturdefekten des Levatormuskels, dann ist diese Technik ebenso wenig anwendbar wie bei zu langen Scheiden, deren Länge die Höhe der hinteren Levatorkante um mehr als gut einen Zentimeter überschreitet. Hier ist der posterior mesh repair in Kombination mit einer beidseitigen Vaginaefixatio sacrotuberalis überlegen.
Die vorderen Anteile des SerATOM A werden wie ein posteriorer Netzpatch verarbeitet. Man kann die unteren Ärmchen zwischen dem unteren Ende des Levators und der oberflächlichen Beckenbodenmuskelschicht auch seitlich vorbei am Enddarm zum schon vorhandenen Einstich der oberen Ärmchen hin ausführen oder die unteren Ecken vernähen.

8.3.6.2 Inhalt der Aufklärung

Es kombinieren sich hier letztlich die Risiken und Nebenwirkungen der infracoccygealen Sakropexie mit denen des posterior mesh repair:

Hier verläuft die „blinde" Passage der Einführnadel durch die Fossa ischiorectalis von der Pobacke bis hinauf zur Spina ischiadica. Daraus resultieren die speziellen Komplikationsrisiken

- Blutung/Hämatom/Abszess
- Verletzung des N. pudendus bzw. Verletzung im Bereich des Plexus sacralis mit entsprechenden Nervenausfällen, die motorisch und/oder sensorisch sein können
- Irritation der Levatormuskelkante mit Schmerzen, die ins Bein ausstrahlen
- Netzerosionen und Granulationspolypenbildung mit Ausfluss/Schmierblutung/Schmerzen beim Geschlechtsverkehr
- Verrutschen des Implantates (auch durch z.B. druckbedingtes Einwandern in den Muskel, dessen Kante ja als Umlenkpunkt fungiert) und dadurch bedingt Netzerosionen und Granulationspolypenbildung mit Ausfluss/Schmierblutung/Schmerzen beim Geschlechtsverkehr
- Stuhlinkontinenz/Stuhlschmieren/Stuhldrang
- Inkontinenz für Winde
- sehr selten Harninkontinenz

8.3.7 6-Punkt-ATOM-Implantation

8.3.7.1 Technik

Eine 6-Punkt-Fixierung ist dann vorzusehen, wenn es keinen Uterus mehr gibt, der vorhandene Uterus mit seinem Gebärmutterhals ebenfalls in das Senkungsgeschehen einbezogen ist (was meistens der Fall ist. Ausnahme bildet hier zum Beispiel ein nach [mehreren] Kaiserschnitten durch Vernarbung im Becken gut fixierter Uterus) und wenn die Kanten des M. obturatorius internus bei der Tastuntersuchung die notwendige Stabilität aufweisen. In manchen Fällen kann das erst beim Eingriff selbst festgestellt werden, daher erfolgt manchmal die Aufklärung sowohl für diese Form der Operation, als auch für die Beendigung über eine Fixierung am Kreuzbein.

wird (ggf. nach in gleicher Sitzung vorangegangener oder bereits früherer Hysterektomie) zunächst durch posteriore Kolpotomie auf beiden Seiten ein Zugang zum Ligamentum sacrotuberale geschaffen) (Abb. 57A).

Auf beiden Seiten wird nun durch Ligament sacrotuberale ein Faden gestochen (nicht resorbierbarer, geflochtener Polyesterfaden der Stärke 1 mit einer MO-6 Nadel). Die Nadelarmierung wird entfernt, der Faden auf beiden Seiten stillgelegt (Abb. 60).

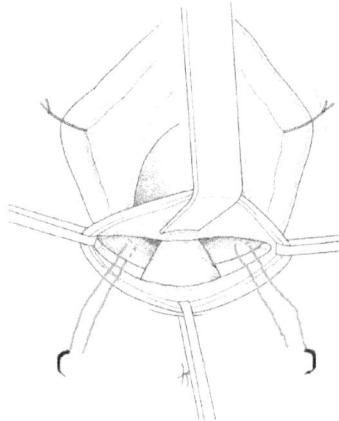

Abb. 60: bds. durch das Ligamentum sacrotuberale gestochener Fixierungsfaden

Nach Platzierung des Implantats wie bei der 4-Punkt-ATOM-OP (s.o.) wird nun der vorgelegte sacrotuberale Faden mit einer Spezialnadel durch die endopelvine Faszie nach oben gereicht, um hier in die Hinterkante des SerATOM A-Implantates eingenäht zu werden (Abb. 61). Weitere erforderliche Zusatzeingriffe werden dann zunächst ausgeführt (z. B. bilaterale Vaginaefixatio mit posterior (mesh) repair oder posteriore SerATOM-Implantation), bevor die Fäden als lockere Schlingen so geknüpft werden, dass das Implantat sich möglichst faltenfrei ausbreitet, die Fäden aber den zwischen ihnen hindurchlaufenden Enddarm nicht einengen. Dann werden die Scheidenschnitte vernäht, eine Tamponade für 48 Stunden eingelegt und meist ein SPK. Antibiose nach Standard.

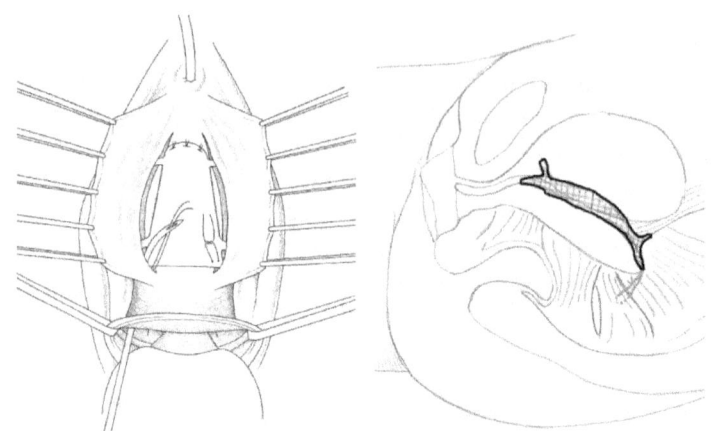

Abb. 61:
links: die hinten am Ligament fixierten Fäden werden mit einer Spezialnadel nach vorne durchgeführt und dann wird...
rechts: ... der Faden als lockere Schlinge geknüpft, so dass sich das Implantat ausbreiten kann.

8.3.7.2 Inhalt der Aufklärung

Auch hier kombinieren sich Risiken und Nebenwirkungen der unterschiedlichen Komponenten: Vaginaefixatio nach Amreich/Richter + Netzimplantation allgemein + 4-Punkt-SerATOM-Implantation simplex + die der weiteren Komponenten, wie vordere und hintere Raffung.

Auch hier verläuft die „blinde" Passage der Einführnadel durch die Membrana obturatoria bzw. den vorderen Anteil des M. obturatorius und optimalerweise bei 2 Ärmchen um dessen tiefe (kraniale) Kante. Daraus resultieren, wie auch bein der SerATOM-simplex-OP, die speziellen Komplikationsrisiken

- Blutung/Hämatom/Abszess
- Verletzung des N. obturatorius mit entsprechenden Nervenausfällen, die motorisch und/oder sensorisch sein können (die das Bein an den Körper ziehenden Muskeln)
- Irritation der Muskelkante mit Schmerzen, die ins Bein oder die Leiste ausstrahlen

164

- Netzerosionen und Granulationspolypenbildung mit Ausfluss/Schmierblutung/Schmerzen beim Geschlechtsverkehr
- Verrutschen des Implantates (auch durch z.B. druckbedingtes Einwandern in den Muskel, dessen Kante ja als Umlenkpunkt fungiert) und dadurch bedingt Netzerosionen und Granulationspolypenbildung mit Ausfluss/Schmierblutung/Schmerzen beim Geschlechtsverkehr
- Harninkontinenz
- alle Komplikationsmöglichkeiten des TOT-Bandes und der OP nach Amreich
- Blasenverletzung/Harnleiterverletzung/-verziehung mit Nierenstau und daraus resultierenden sekundären Maßnahmen, im Maximalfall Harnleiterneuimplantation in die Blase oder Fistelbildung
- Überschießende Bindegewebsreaktion auf das Implantat mit bisweilen erheblicher Funktionseinschränkung der Harnblase bis hin zu absoluter Inkontinenz oder schwerer Drangblasenstörung
- Verlust der sexuellen Erregbarkeit der Scheide oder Schmerzen durch vaginale Narben oder Verhärtungen infolge des Einheilens des Implantates
- Darmverletzungen mit daraus resultierenden Komplikationen (Peritonitis und Folgeeingriffe bis hin zum künstlichen Darmausgang)

8.3.8 Netzunterstützte abdominale Sakropexie

8.3.8.1 Technik

Nach dem Eröffnen des Bauchraumes und dem Abstopfen des Darmes (ggf. auch nach Hysterektomie/Adnexentfernung) wird die Harnblase über der Scheide vom Scheidenapex abpräpariert. Ein Metallstift (sog. Hegar-Stift 25-28 mm Durchmesser), in die Scheide eingeführt, ist hierbei sehr hilfreich und verbleibt bis zum Ende der Fixierung als Manipulationshilfe in der Scheide. Mit mehreren Fäden wird der Patch zungenförmig unter der Blasenbasis fixiert (Abb. 62).

Hierbei ist darauf zu achten, dass einerseits die Ureteren nicht durch die Nähte kompromittiert werden. Andererseits sollte aber auch die Präparation seitlich der Scheide nicht zu ausgedehnt sein, um eine Innervationsalteration der Blase zu vermeiden, was sich z.B. in einer gestörten postoperativen Miktion bemerkbar machen kann.

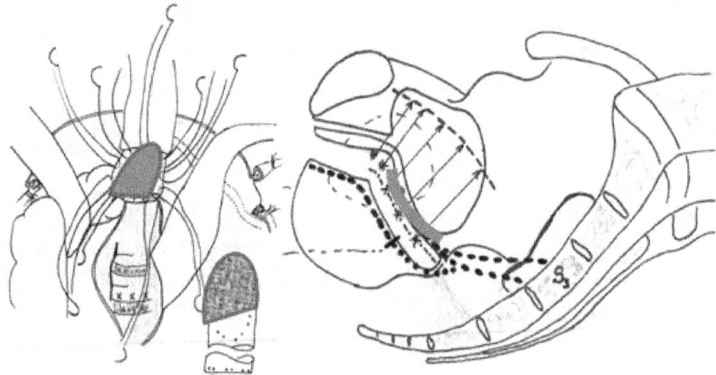

Abb. 62: links sieht man den Netzpatch, wie er unter die Blase gelegt und auf der Scheidenvorderwand fixiert wird, rechts die Fortführung mit der Fixierung an einer geeigneten Stelle am Kreuzbein

Alternativ oder zusätzlich kann ein Patch in analoger Weise auf der Hinterwand fixiert werden. Hier bietet es sich allerdings bei posterioren Defekten an, vaginal mit der Präparation und interlevatoriellen Fixation zu beginnen, und den kranialen Überstand des Implantates dann nach Penetration der endopelvinen Faszie durch den peritonealen Defekt entgegenzunehmen und mit 2—3 Einzelknopfnähten dann noch seitlich beidseits auf die apikale Scheidenhinterwand aufzusteppen.

Anschließend wird (wie schon bei der Fadensakropexie geschildert, s. Abb. 51) rechts vom S-Darm ein Zugang zum sog. retroperitonealen Raum (Der Retroperitonealraum oder einfach das Retroperitoneum (*Spatium retroperitoneale*) beinhaltet jene anatomischen Strukturen, die hinter dem Bauchfell (Peritoneum) liegen und nicht vom Bauchfell umschlossen werden.

„retroperitoneal" bedeutet „hinter dem Peritoneum") und der rechte Ureter dargestellt. Das Bauchfell wird neben dem Harnleiter (Ureter) gespalten, falls kein gynäkologischer Zusatzeingriff erfolgt ist, der ohnehin eine Öffnung des Bauchfells beinhaltet, ansonsten wird von diesem bereits existenten Peritonealschlitz ausgehend der Ureter aus dem hinteren Peritonealblatt mobilisiert und nach seitlich hin abgedrängt. Nun wird das Rektosigmoid nach links beiseite gedrängt und so der Zugang zum Kreuzbein geschaffen. Die Auswahl der Höhe der Fixierung am Kreuzbein (Sakrum) entscheidet über die Verlaufsrichtung der Scheidenachse, die Fixierung am Übergang der Lendenwirbelsäule zum Kreuzbein (=Promontorium) (technisch leichter zu erreichen) führt zu einer zu steileren Achse. Günstiger ist das Legen der Nähte in Höhe S2/3. Hierbei ist bei der Präparation auf die Vermeidung von Blutungen aus der Knochenhaut des Kreuzbeines (sog. Waldeyer'sche Faszie) zu achten.

Nun legt man 3 nicht resorbierbare Fäden durch diese präsakrale Faszie. Die Verankerung der Fäden muss stabil sein. Das freie Ende der Fäden wird dann nicht wie bei der nicht-netzunterstützten Technik in den Scheidengrund oder den Zervixstumpf eingenäht, sondern in die Netzkante, und zwar so, dass das Netz spannungsfrei das Kreuzbein erreicht und hier verwachsen kann.

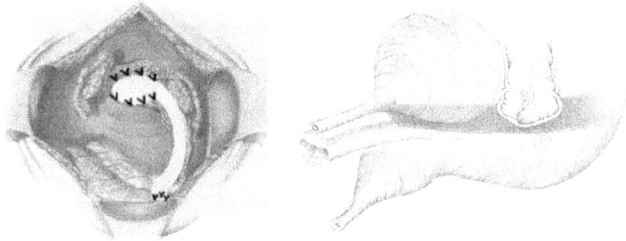

Abb. 63: Abschlussbild bei Netzsakropexie im Bauchraum (links) und schematisch (rechts). Man beachte die „Sperre" für den Eintritt des Dünndarmes ins kleine Becken, die das gespannte Netz bildet.

Es wird auch hier darauf geachtet, dass die Scheidenachse möglichst physiologisch bleibt, die spannungsfreie Fixierung ist in jedem Fall

167

gewährleistet.. Auf Knotensicherheit ist auch hier zu achten. Nach Kontrolle auf Bluttrockenheit wird häufig subperitoneal eine sog. Robinson-Drainage eingelegt und das Bauchfell wieder verschlossen, so dass der Douglas-Raum (der tiefste Punkt des Bauchfells im Becken) [wenn auch nur passager] entlastet wird. Es folgt der Bauchdeckenverschluss einschließlich des Anlegens einer suprapubischen Zystostomie (SPK).

Bei bestehendem ausgedehntem lateralem Defekt wird nach Verschluss des parietalen Peritoneum ergänzend die laterale Vaginopexie nach Richardson (bei uns obligat) angeschlossen. Vom gleichen Zugang aus könnte grundsätzlich einzeitig auch die Kolposuspension nach Burch in Modifikation nach Cowan (hängende Fadenschlinge) angeschlossen werden – oder, wie meist, beide in Kombination (das ist in Abb. 62 rechts auch schon grafisch angedeutet).

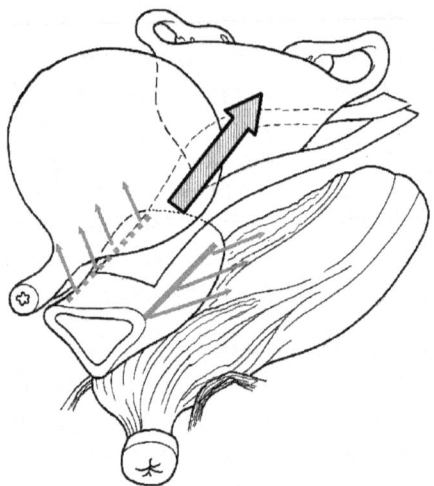

Abb. 63: Richardson-Cowan nach Sakropexie (kleine Pfeile)

8.3.8.2 Inhalt der Aufklärung
Im Zusammenhang mit den aufklärungspflichtigen Risiken und Nebenwirkungen gilt es, bei den Baucheingriffen zusätzlich

folgendes zu bedenken: Neben allen beim 4-Punkt-ATOM simplex aufgeführten Komplikationen kommen solche Komplikationsmöglichkeiten hinzu, die im Zusammenhang mit der Eröffnung des Bauchraumes stehen:

- (Darmverletzung, Blasenverletzung, Harnleiterverletzung/-verziehung, Hämatome, Verletzung anderer Organe im Bauchraum, Verletzung der großen Gefäße oder Blutung aus dem Kreuzbein, wenn dort Verankerungsfäden gelegt werden
- Nervenschäden im eigentlichen OP-Gebiet
- Nervenschäden durch den Bauchsperrer (N. femoralis)
- Nervenschäden durch die erforderliche Lagerung (N. peronaeus)
- Wundheilungsproblematik
- Verwachsungsbauch, chronische (Unter-)Bauchschmerzen
- Folgeeingriffe

Ferner diejenigen, die für die Kombinationspartner, wie z. B. posterior mesh repair usw. genannt sind, sowie die der komplementären Eingriffe wie der abdominalen (suprazervikalen) Hysterektomie mit oder ohne Entfernung von Eileitern und Eierstöcken.

8.3.9 4-Punkt-ATOM-unterstützte abdominale Sakropexie

8.3.9.1 Technik

Bei dieser Form des Eingriffs erfolgt die Platzierung des ATOM-Implantats, das aber länger ist als das SerATOM A, entsprechend dem zuvor beschriebenen OP-Ablauf der SerATOM-simplex-OP (s. 8.3.4). Der einzige Unterschied ist der, dass der Überstand dann unter der Scheidenvorderwand liegen bleibt, bis er vom Bauchraum her nach oben geholt und auf der Scheidenvorderwand fixiert wird, so wie es für das Netzimplantat bei der klassischen abdominellen Sakropexie auch beschrieben ist (vgl. 8.3.8). Eine Korrektur der Hinterwand, sollte sie simultan erforderlich sein, sollte diesem abdominalen OP-Schritt voran gestellt werden. Das ATOM-Implantat, in diesem Fall mit einem Ausläufer von ca. 10-15 cm Länge jenseits des hinteren Ärmchens ausgestattet (SerATOM GII), wird zunächst kranial nicht fixiert.

Die Eröffnung des Bauchfells entfällt, wenn in gleicher Sitzung eine (vaginale) Hysterektomie vorangeht. Hier erreicht man das vorgelegte Netz dann unmittelbar bzw. nach Absetzen des Uterus und Eröffnung des Raumes zwischen Scheide und Blase (Spatium vesicovaginale). Der Eingriff endet dann mit der Eröffnung des präsakralen Raumes, der Beiseitedrängung des Ureters auf der rechten Seite, der Darstellung des Kreuzbeinlängsbandes und der Auswahl der richtigen (gefäßfreien) Stelle im Bereich des Sakrums etwa zwischen S1 und S3. Nach spannungsfreier Fixierung des Implantats mit nicht-resorbierbarem Nahtmaterial wird im Allgemeinen nach Einlage einer Drainage der Raum mit Peritoneum verschlossen, um einem Kontakt zwischen Darm und Implantat vorzu-beugen. Es erfolgt schließlich der Ver-schluss der Bauchhöhle in typischer Weise mit abschließender vagina-ler Tamponade und Resektion der im Bereich der Schenkel-beuge heraustretenden Ärmchen des ATOM-Implantats.

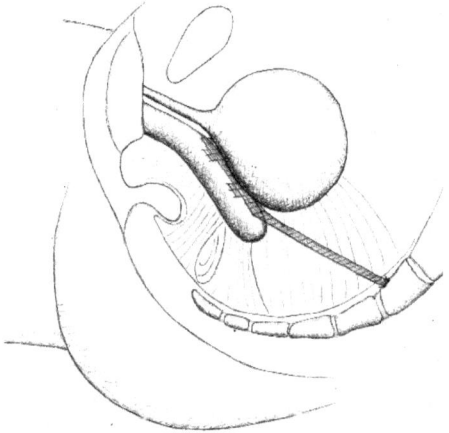

Abb. 64: Implantatlage und Fixierung am Kreuzbein

8.3.9.2 Inhalt der Aufklärung

Wie bei den anderen komplexen Eingriffen treffen hier Risiken und Komplikationsmöglichkeiten aufeinander

- s. 8.3.4
- s. 8.3.8
- s. Zusatzeingriffe, wie Hinterwandkorrektur, Pulsionszelenraffung,...

8.3.10 Kombinationseingriffe zur simultanen Versorgung eines Rektumvorfalls

8.3.10.1 Technik

Ein solcher Kombinationseingriff umfasst in aller Regel (neben einer ggf. noch hinzu kommenden [suprazervikalen] Uterusamputation die **4-Punkt-ATOM-unterstützte Sakro[zerviko-/kolpo]pexie (s. 8.3.9) mit**

- **transvaginaler Rektumvorderwandraffung**
- **abdominaler Rektopexie**
- **Rektosigmoidresektion (im Bedarfsfall)**
- **hohem Douglasverschluss und Sicherung mittels Netzplombe.**

Die Indikationsstellung der einzelnen Komponenten ergibt sich aus dem Nachweis (symptomatischer) Veränderungen der einzelnen Anteile des (posterioren) Kompartiments.

Sehr häufig liegt pathomorphologisch eine Kombination aus

- Descensus perinei
- Descensus uteri
- Traktionszystozele
- ventrale Rektozele
- Intussuszeption bis apparenter Rektumprolaps
- Elongation des rektosigmoidalen Darmsegments
- (komprimierende) Sigmoido- oder Enterozele

171

vor, die einhergehen mit funktionellen Beschwerden der Ausscheidungsorgane sowie gynäkologischen Beschwerden.
Wurde in der Vergangenheit bereits eine Hysterektomie (mit/ohne vaginale Plastiken und/oder blasenhalselevierender Operation) durchgeführt, sehen wir statt des Deszensus uteri einen Scheidengrunddeszensus oftmals vergesellschaftet mit einer anterior-kranialen Enterozele.

Der Kombinationseingriff besteht dann in:
-einer vaginalen (oder abdominalen) Totalexstirpation des Uterus [seltener] (die Adnexe können im Bedarfsfall simultan vaginal oder während der abdominalen Phase entfernt werden) oder
-einer suprazervikalen abdominalen Uterusamputation (häufiger)
-einer Implantation eines entsprechend konfigurierten vorderen Netzimplantats – transobturatorisch fixiert - mit ausreichend Längenreserve zur späteren Sakropexie (sog. 4-Punkt-ATOM-unterstützte Sakropexie [s. o.]
-einer anschließenden hinteren Kolpotomie mit einer transvaginalen Raffung der Rektumvorderwand bei ventraler Rektozele. Hier werden die perirektalen Rest des hinteren Anteils der endopelvinen Faszie sowie das perirektale Binde- und Fettgewebe durch Raffnähte im Abstand von ca. 1,5 bis 2 cm über dem Lumen des Rektums im Sinne einer Plikatur gerafft.
-danach erfolgt die Einlage eines posterioren (teilresorbierbaren) Netzimplantats, welches an der kranialen Levatorkante fixiert und 2 weitere Male im Verlauf der Levatormuskulatur seitlich am Übergang zur Scheidenhaut (Insertion der endopelvinen Faszie) durch Naht adaptiert wird (sog. posterior mesh repair). Abschließend wird der Perinealkeil neu formiert und das Implantat hier angeschlossen, um eine suprasphinktäre Bruchlücke zu verschließen oder deren Ausbildung zu verhindern (Perinealkeilrekonstruktion).

Nun erfolgt die Umlagerung zur **abdominalen Phase**.
Diese kann je nach Befund und Ausrichtung der Operateure bestehen in einer

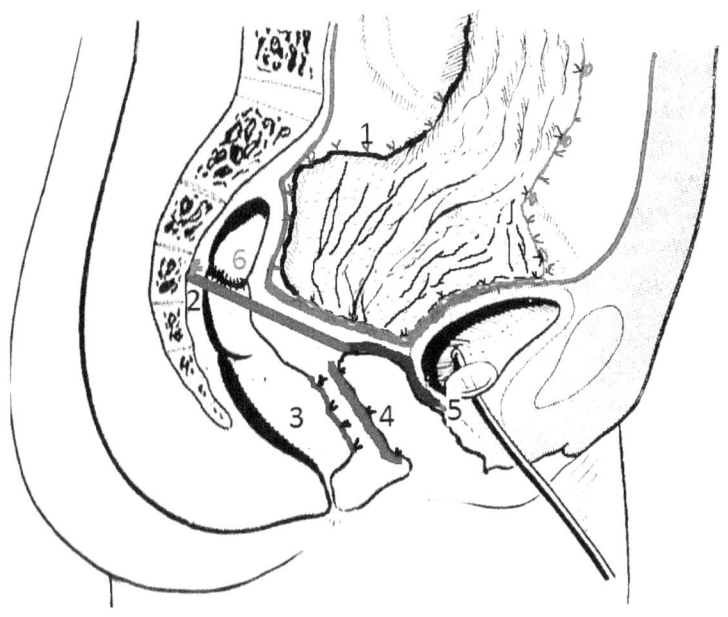

Abb. 65: Die 6 Komponenten der „Kombi-OP"
1: Omentumplastik
2: Sakropexie des Vorderwand-SerATOM
3: Rektumvorderwandraffung
4: Scheidenhinterwandraffung
5: SerATOM-Implantation unter der Vorderwand
6: Rektosigmoidresektion und Rektopexie

-laparoskopischen Fixierung des Vorderwandimplantats auf der kranialen Scheidenvorderwand, Ausbreitung des Hinterwandimplantats und Fixierung im Bereich der apikalen Scheidenhinterwand seitlich mit Resektion des Überstandes es posterioren Netzes. Retroperitonealisierung und Sakropexie des transobturatorisch fixierten Vorderwandnetzes sowie laparoskopische Rektosigmoidmobilisation mit erforderlichenfalls –resektion und der Rektopexie. Peritonealisierung des Wundgebietes und Beendigung des Eingriffs. Die laparoskopische Präparation und Fixierung der Netzplombe ist schwierig und langwierig und wird daher meines Wissens nicht praktiziert

oder in einer

-offenen Beendigung des Eingriffs über eine etwas weiter nach lateral ausgeführten Pfannenstielquerschnitt oder eine mediane infraumbilikale Längslaparotomie in gleicher Weise: Fixierung des Vorderwandimplantats auf der kranialen Scheidenvorderwand, Hinterwandfixierung eines ggf. eingelegten posterior mesh. Dann Vorlegen der Sakropexiefäden und Übergabe der Operation an den Chirurgen. Durch diesen erfolgt die Rektosigmoidmobilisation mit erforderlichenfalls –resektion und die Rektopexie. Nun wird die Sakropexie des SerATOM vorgenommen. Nach hohem Verschluss des Bauchfells über dem Wundgebiet ggf. abschließende Präparation einer Netzplombe zum Verschluss des kleinen Beckens als Therapie/Prophylaxe der Enterozele bzw. deren Rezidivs

8.3.10.2 Inhalt der Aufklärung

Dieser Eingriff vereint praktisch mehr oder minder alle Komponenten der senkungschirurgischen Maßnahmen und damit umfasst auch die Risikoaufklärung praktisch alles, was an Risiken und Komplikationen bei vaginalen und abdominalen Eingriffen vorkommen kann (s. 8.3.7.2 und 8.3.9.2). Hinzu kommen ferner die aus der Darmchirurgie resultierenden speziellen Komplikationen.

Daraus ergibt sich ein für die Beckenbodenchirurgie umfassender Katalog aus aufklärungspflichtigen Risiken und Nebenwirkungen:

☐ Thrombosen, Embolie,
☐ cardio-pulmonales Versagen/ intensivmedizinische Versorgung,
☐ Schutz vor Thrombosen/Lungenembolie (Thrombosestrümpfe, Clexaneinjektionen)

- [ ] Blutung, Nachblutung, Hämatom, ggf. Bluttransfusion, (hierfür erfolgt eine separate Aufklärung)
- [ ] Unterstützung der lokalen Blutgerinnung durch z. B. Tachosilanwendung (Blutprodukt), Tabotamp- und Hemopatch-Anwendung (kein Blutprodukt)
- [ ] Hepatitis, HIV, andere (auch bislang nicht bekannte) Infektionen, Partnerinfo
- [ ] Erneute OP (zeitfern), Revision-Operation (zeitnah)
- [ ] Wundheilungsstörung, Infektionen, Abszess, Sepsis => chirurgische Vorstellung und ggf. chirurgische Weiterbehandlung)
- [ ] Sekundäre Wundheilung, Harnwegsinfekt (Katheter), Lungenentzündung z.B. durch Minderbelüftung
- [ ] begleitende Antibiotikatherapie (prophylaktisch/ therapeutisch) mit sekundären Nebenwirkungen (Diarrhoe, Darmentzündung, Darmgangrän)
- [ ] venöse Zugänge (mit Entzündung/Abszess), ggf. zentral- venöser Zugang
- [ ] wiederholte Laborkontrollen
- [ ] Harnblasenverletzung, Darmverletzung, Harnleiterver- letzung, Urethraverletzung, Hautverletzung durch Strom- anwendung,
- [ ] Nervenverletzungen: Sensorischer/motorischer Nervenschaden (v.a. N. obturatorius [*im Rahmen der Richardson-Cowan-OP*], N. femoralis [Bauchwandsperrer], Sakralnerven [*Sakropexie*]) als Lagerungsschäden oder z.B. durch Stromanwendung, Sensibilitätsstörungen, Bewegungsstörung, Lähmungserscheinungen – u.U. von langer Dauer mit Begleitbehandlung/lebenslang
- [ ] Darmfistel, Blasenscheidenfistel mit Folge-Eingriffen: Laparotomie, Anus praeter, Pigtaileinlage (sog. „innere" Harnleiterschiene), Nephrostoma (Nierenbeckenkatheter durch die Haut im Bereich der Flanke), Harnleiterneuimplantation (sekundäre OP's), Darmnaht, Darmteilentfernung, Blasennaht.

175

- Fistelbildungen können hierbei auch auftreten, wenn es in den Geweben präparations-/operationbedingt zu Durchblutungsstörungen der Darm-/Scheiden- oder Blasenwand kommt.
- Drainagen, Dauerkatheter durch die Harnröhre, Bauchkatheter (SPK) und Tamponade
- Urologische oder neurologische Vorstellung postop. kann erforderlich sein, ggf. Verlegung. In Urologie oder andere Klinik
- Harninkontinenz (HIK), ggf. HIK-OP (sekundär)
- Drang, Harnverhalt und (bleibende) Blasenentleerungsstörung (korrigierbar bei Überkorrektur, ggf. nicht korrigierbar bei Blasennervenschäden -> Selbstkatheterismus, Blasenstoma)
- Senkungsrezidiv, Stuhlinkontinenz, Narbenbruch, (überschießende) Narbenbildung (Keloid)
- Darmpassagestörung (Ileus)
- Schmerzen (auch beim Verkehr – bis hin zu Kohabitationsunfähigkeit), [chronische] Unterbauchnarbe(nschmerz), Verwachsungen (mit sek. Ileus - > chir. OP ggf. erforderlich, sog. Bridenileus u. U. noch nach Jahren).
- Temperaturerhöhung/Fieber, bei Wundheilungsproblemen ggf. Vakuum [VACUSEAL®-]Verband (mit Narkosen zum Wechsel)
- Netzprotrusion/größerer Netzprolaps/Ausfluss [auch nach längerer Zeit erstmals auftretend, u.U. führt das zur Entfernung des gesamten Netzes (u.U. durch nochmalige (umfassendere) OP, wie z.B. auch bei ausgeprägter Narbenbildung (mit Schrumpfung) um den Kunststoff (selten)]

Natürlich werden jeweils im persönlichen Gespräch diese allgemeinen Risiken aus dem sehr umfänglichen und etwas Angst einflößenden Katalog auf den bei Ihnen individuell geplanten Eingriff eingegrenzt und erläutert. Grundsätzlich sehen Sie aber, dass die Entscheidung zur Operation von beiden Seiten nicht einfach zu schnell gefordert und ausgesprochen werden und das Ganze Vorgehen sehr gründlich durchdacht und vorbereitete werden sollte.

8.4 Postoperative Verhaltensmaßregeln

• In den ersten 6 Wochen nach der OP ist Heben von Lasten über **2-3 kg** nicht gestattet, auch sollten Sie Strecken und Tätigkeiten vermeiden, die durch Anspannung der Bauchdecken Druck nach unten auf den Beckenboden erzeugen (Wäsche aufhängen, Fenster putzen, Wäschekörbe tragen, Staubsauger tragen,…). In der Zeit danach bis zum Ende des ersten Vierteljahres sollten **5-7,5 kg** nicht überschritten werden, danach langsame Steigerung auf grundsätzlich **maximal 10-15 kg.** Allerdings immer unter Anwendung eines becken-bodenfreundlichen Gesamtverhaltens (das Sie ggf. in einem entsprechenden physiotherapeutischen Training erlernen müssen/sollten).

• **Duschen ist jederzeit gestattet.** Vollbäder, Schwimmbadbesuche und Geschlechtsverkehr sollten erst wieder aufgenommen werden, wenn der niedergelassene Frauenarzt die vaginale Wundheilung kontrolliert hat und diese ziemlich abgeschlossen ist (4-6 Wochen).

• Scheide, Harnröhre und Blase sind, wie Sie ja nun wissen, hormonabhängige Gewebe. Daher muss nach einer OP anfangs öfter, später weniger häufig ein Östrogenpräparat (vorzugsweise Estriol) in die Scheide eingelegt werden um Heilung und Funktion zu unterstützen. Der Aufbau der oberflächlichen Zellschichten, die Dicke der Scheidenhaut, die Durchblutung, die Qualität von Bindegewebs- und Gefäßpolster (um die Harnröhre) werden durch die Wirkung des Östrogens (Estriol) verbessert oder überhaupt ermöglicht. Unter Umständen verschwindet ein hormonmangelbedingter häufiger Harndrang mit Blasenentleerung in hoher Frequenz (z. B. stündlich). Die Abdichtungsfunktion der Harnröhre wird ebenfalls verbessert. Das Ausmaß der belastungsabhängigen Inkontinenz kann abnehmen. Hormonabhängige Scheidenentzündungen und Blasenentzündungen werden verhindert. Sie werden in der Regel mit der Maßgabe entlassen jeden 2. Abend 1 Tbl. (1mg) Estriol in die Scheide einzulegen. 4-6 Wochen nach der OP wird auf 2 x pro Woche reduziert. Diese Menge wird in der Regel bis zur ersten Nachuntersuchung (4-6 Monate) in den meisten Fällen beibehalten.

• Bei uns werden **Nachuntersuchungen** nach 4-6 und 12 Monaten in der Klinikambulanz (MVZ) angeboten (wird bei uns   bei der Entlassungsuntersuchung besprochen)

• **Sport und vergleichbare Aktivitäten** dürfen nach frühestens 4-8 Wochen ausgeführt werden, sprechen Sie uns wegen dieser Aktivitäten an, hier gibt es, je nach Sportart, erhebliche Unterschiede zu beachten.

•   **Ganzheitliches   Beckenbodentraining** ist regelmäßig zu absolvieren. Beginn ca. 6-8 Wochen nach der OP, am besten unter physiotherapeutischer Anleitung. Die angeleiteten Übungen sind regelmäßig und möglichst täglich lebenslang durchzuführen. Auch die Wiederaufnahme von z. B. EEMA-Training sollte nach 6 Wochen wieder möglich sein. Hier sollte man nach 6 Wochen die Heilung kontrollieren, um das Training freizugeben.

• Es ist wichtig, für regelmäßigen und weichen **Stuhlgang** zu sorgen, der ohne Bauchpresse entleert werden kann. Wir empfehlen hier ein „Stufenschema":

  •   ballaststoffreich ernähren
  •   tgl. (mittags) 1 Activia-Joghurt (oder vergleichbares) mit einem   Esslöffel   Weizenkleie,   einem   Esslöffel Leinsamenschrot, einem Esslöffel Olivenöl sowie Gewürzen nach Geschmack, evtl. auch mit z.B. gehobelter Gurke „Typ Tsatsiki") als Salatdressing oder einfach so als „Vorspeise" essen
  •   evtl. ergänzend 1-2 Päckchen/Meßlöffel Mukofalk® oder Movicol ® mit reichlich Flüssigkeit zuführen. Beide Substanzen eignen sich übrigens auch sehr gut, mit etwas weniger Flüssigkeit eingenommen [hier muss man sich an die richtige Menge „herantasten"], um bei der anfänglich manchmal bemerkten Schließmuskelschwäche (oder bei genereller Schwäche hier) den Stuhlgang so in seiner

Konsistenz einzustellen, dass er besser einhaltbar wird (ohne wieder zum Entleeren zu fest zu sein).

- in manchen Fällen bedarf es, v.a. am Anfang etwas „drastischerer" Maßnahmen, z.B. der Zuführung von 1 Meßlöffel/Esslöffel Lactulose (Achtung: kann blähen), evtl. versetzt mit einigen Tropfen
- Laxoberal®, auch hier muss man sich an die richtige Dosis „herantasten".
- selten nötig verhilft morgens nüchtern 1-3 (gehäufte) Teelöffel Bittersalz in 250-300 ml warmem Wasser sofort nüchtern getrunken zu einem guten Abführergebnis ohne im Gedärm zu reißen.

• **Hautpflege:** Feuchtigkeit auf der Haut führt zu deren Irritation, gesteigert wird die Irritation, wenn es sich um Feuchtigkeit von Ausscheidungsprodukten wie Urin oder Stuhl handelt. Luftdurchlässige Vorlagen oder Inkontinenzhosen bieten ein feucht-warmes Milieu, in dem sich Bakterien gut vermehren können. Hautinfektionen und Dekubitus können so entstehen. Häufiger Wechsel, Hautreinigung mit sanften Pflegemitteln und gute Intimhygiene sind hier unabdingbar. Unter Umständen muss mehrmals täglich mit lauwarmem Wasser abgeduscht und anschließend vorsichtig getrocknet werden (Tupfen, Föhnen). Je nach Empfehlung ist eine fetthaltige Creme (z.B. Linolafett ®) oder Heil-Salbe (z.B. Mirfulan®) aufzutragen.

• **Starkes Übergewicht und chronische Verstopfung sind Risikofaktoren,** die über eine Veränderung des Bauchrauminnendruckes oder die Anwendung einer Bauchpresse bei der Entleerung eine negative Auswirkung auf den Beckenboden und die Lage der Organe haben (können). Eine entsprechende Ernährungsberatung und ballaststoffreiche Ernährung in Kombination mit ausreichend Bewegung sind sinnvoll.

• Bei einer **Neigung zu Harnwegsinfekten** ist hinsichtlich der Flüssigkeitsaufnahme für eine ausreichende Trinkmenge zu sorgen (2 l tgl.). Neben Östrogenen lokal kann die Verabreichung von Döderlein-Bakterien (z. B. Vagiflor®) sinnvoll sein. Wir werden das bei der Entlassungsuntersuchung mit Ihnen besprechen. Auch

179

empfehlen wir hier die tägliche Einnahme von 2 x 400 mg Cranberryextrakt in Kapselform, ergänzt durch 1 x 500 mg oder 2 x 200 mg Vitamin C (oral).

- Bei bestimmten Formen der Inkontinenz kann ein sog. **Toilettentraining** sinnvoll sein, ggf. ergänzt durch ein „Miktionsprotokoll". Hier werden zu- und ausgeführte Flüssigkeitsmengen sowie die Uhrzeit notiert und es werden unwillkürliche Entleerungen protokolliert (mit Uhrzeit und ungefährer Menge [Tröpfchen, Schwall, Blase ausgelaufen]). Anhand des Bogens kann dann das anzustrebende Miktionsintervall festgelegt werden. Die Erfolgskontrolle ist wiederum das Miktionsprotokoll. Ziel wäre eine Verlängerung der Miktionsintervalle.

- Wenn Sie vor der OP **Vitamin A und Vitamin D** verordnet bekommen haben, nehmen Sie es bitte wie besprochen weiter ein:
- Vitamin D3 [z.B. Vitamin D3 Köhler 2000 IE 120 St. (PZN 1000 50 79) 1-0-0] und
  - Vitamin-A [z. B. Vitamin A-Saar 100 Kapseln N3 (PZN 0415 23 91) 1-0-0].

- Wir haben die Erfahrung gemacht, dass viele Frauen aus ganz unterschiedlichen Gründen Probleme damit haben, sich an die „10-kg-Grenze" zu halten. Beruf und Sport sind die häufigsten, Nachlässigkeit steht aber in der „Hitliste" hier auch sehr weit oben! Sollte es hier einen Bedarf geben, weil es Arbeit, Sport oder Alltagsverhalten gebieten, dann sind die Operationsergebnisse durch das **postoperative belastungsadaptierte Tragen eines Tampons**, in der Regel empfehlen wir hier Contam ® sehr viel nachhaltiger zu schützen. Sprechen Sie uns also hier im Rahmen des Entlassungsgespräches an. Der betreuende Frauenarzt (oder wir) können Ihnen nach 6 Wochen dann die entsprechende Größe „anpassen", die Handhabung erklären und diese verordnen. Mehr zu Contam ® finden Sie auch in Kapitel 6.3.2.

Die Tampons („klassische" Form oder Würfel, es gibt sie auch individuell größenangepasst) entweder mit Oestrogynaedron 0,5mg - Creme (Wirkstoff: Estriol) oder mit z.B. Dexpanthenolcreme [Bepanthen®] einführen (je nach Verordnung). *Vor der*

Erstverwendung Tampon aus der Packung nehmen und unter fließendem warmen Wasser aufweichen, dann gut ausdrücken (Küchenpapier!). Dann erst Creme auftragen.

Die Tampons können jeweils ca. 5-8 Tage verwendet werden. Tagsüber kann man die Tampons, wenn man den Eindruck hat, sie hätten sich mit Urin voll gesaugt, immer mal wieder mit fließendem Wasser auswaschen und mit etwas Bepanthencreme dann wieder einführen. Am Abend werden die Tampons mit heißem Wasser ausgewaschen (ohne Zusatz von Wasch- oder Desinfektionsmitteln), ausgedrückt und anschließend in ausgedrücktem Zustand in ein kleines Gefäß mit Essigwasser (pro 50 ml Wasser mit einem (größeren) Esslöffel Essig) gehalten. Nachdem der Tampon sich voll gesaugt hat, wird er herausgenommen, ausgedrückt und bis zum übernächsten Tag zum Trocknen bei Seite gelegt. Am nächsten Tag ist der andere Tampon an der Reihe. Dann erst wieder der vorhergehende. Diese Strategie ist wichtig, solange Sie nur im Besitz der „Probetampons" sind. Haben Sie Ihre Packung mit 10-20 Tampons erhalten, dann waschen Sie den Tampon nach dem Herausnehmen einfach heiß durch, legen ihn an luftigem Ort zum Trocknen, sammeln auf diese Weise eine gewisse Anzahl Tampons, die Sie dann in einem Wäschenetzchen bei 60° mitwaschen und anschließen zum Trocken aufhängen. Vor der nächsten Anwendung behandeln, als wäre der Tampon neu.

In der Regel wird der Tampon tagsüber getragen, eventuell empfehlen wir auch das Tragen in der Nacht. Im Verlaufe von 24 Stunden sollten dabei Tragzeiten von über 16-18 Stunden nicht überschritten werden (6-8 Stunden „Tamponpause").

• Bisweilen bedarf es der Verschreibung von **hormonfreien Vaginalovula** bei z. B. Scheidentrockenheit. Wir verordnen hier

RP: 0,6 g Oleum Calendulae; 12.500 I.E. Vitamin D3; Neutralöl; Adeps solidus

q.s. XXIV Ovula ad 2 g

Diese sollten Sie 3 x wöchentlich nachts einführen. Die Verordnung kann wiederholt, die Dosis ggf. auch auf 2 Mal pro Woche reduziert werden. Auch wenn es den Apotheker nicht glücklich macht, grundsätzlich muss jede Apotheke ein solches Rezept beliefern, es kann aber ein paar Tage dauern! Der Apotheker hat aber offenbar das Recht, Kosten, die ihm durch den Erwerb größerer Gebinde entstehen umzulegen. Es gibt auch eine Creme-Version, die offenbar einfacher herzustellen ist. Im Bedarfsfall beraten wir Sie gerne.

• Manchmal benötigt die Blase nach einer Operation ein wenig „Motivation", sich ausreichend restharnfrei zu entleeren. Die Verabreichung eines **„Cholinergikums" [Ubretid®**, Myocholine®] kann Ihnen empfohlen werden. In aller Regel kontrollieren Sie die Restharnwerte dann ja über einen liegenden Bauchkatheter (SPK), in dessen Handhabung und Pflege Sie während des stationären Aufenthaltes unterwiesen wurden. Eine wöchentliche Meldung der Restharnwerte ist dann sinnvoll. Sind diese in einem akzeptablen Rahmen (um die 100 ml und darunter, keine nennenswerten „Ausreißer" nach oben mehr), dann wird das Ubretid® 5mg ausgeschlichen. Auf keinen Fall sollte man es abrupt absetzen:

	morgens (8 Uhr)	mittags (14 Uhr)	abends
Tag 1-4	1	1	0
Tag 5-7	1	½	0
Tag 8-10	½	½	0
Tag 11-13	½	0	0

Kapitel 9 Die bedeutendsten operativen Verfahren zu Behebung von Störungen im Bereich des anorektalen Kontinenzsystems

9.1 Die chirurgische Behandlung der Rektozele

Die chirurgische Behandlung der Rektozele kann von
• vaginal und von
• rektal-transanal bzw. perineal erfolgen.

Bei der zu bevorzugenden **vaginalen Sanierung** ist neben der Raffung der perirektalen Faszie zusammen mit der Muskularis unter Erhalt der Intaktheit der Mukosa (Fistelbildung!) der Ersatz des defekten Septum rectovaginale einer der wichtigsten Vorkehrungen, ein Rezidiv zu vermeiden. Gleichzeitig ist für einen Anschluss der rekonstruierten oder ersetzten endopelvinen Faszie an den Perinealkeil zu sorgen.

Die **transanale Sanierung** umfasst die Eröffnung der Mukosa, die längs- (Kubchandan) oder quergestellte (Sullivan) Raffung der Muskularis mit anschließender Resektion überschüssiger Mukosa und deren querer Vernähung.

Die **perineale Sanierung** entspricht in ihren Grundzügen noch am ehesten dem ursprünglichen gynäkologischen vaginalen Vorgehen, da hierbei nicht nur die Muscularis gerafft wird, sondern auch die perirektale Faszie in Kombination mit einer anterioren Levatorplastik. Bei dieser Technik kann der Perinealkeil ebenfalls rekonstruiert und ggf. auch eine Sphinkter-externus-Plastik inkludiert werden.

9.2 Operationstechniken bei Intussuszeption

Die chirurgische Behandlung der Intussuszeption basiert auf der Resektion des Überschusses an Rektumwand mit Wiederherstellung der Darmkontinuität. Die Sanierung transanal wird in diesen Fällen angestrebt. Die ursprüngliche Technik von Delorme in ihren Modifikationen (Rehn-Delorme, Arnold,...) basiert auf einer musculo-musculären Anastomose mit Resektion des Überschusses nach Anpräparieren der Mukosa und anschließender Resektion des

Mukosaüberschusses mit Wiederverschluss über der Anastomose. Diese Technik ist belastet mit 7-17% Rezidiven sowie Persistenz fäkaler Inkontinenz oder Entleerungsstörung (je nach Anamnese) in der Hälfte der Fälle. Nicht exakt angegeben kann die Zahl der Dehiszenzen („Fäkalome") und der sich entwickelnden/manifestierenden Enterozelen. Darum sind die Ergebnisse bei jungen Patienten mit streng axialem Prolaps und gutem Perineum am besten. Auch angewendet kann die transanale Chirurgie bei alten Patienten, denen ein aufwändigerer Eingriff nicht zuzumuten ist. Nicht geeignet sind die Fälle ausgedehnter Intussuszeptionen, da keine ausreichende Resektion mit der Delorme'schen Technik erreicht werden kann. Will man hier nicht abdominal vorgehen, dann eignet sich die perineale Rektosigmoidresektion nach Miles und Altenmeier mit der Vermeidung einer intraabdominellen/pelvinen Anastomose und den mit einer möglichen Dehiszenz verbundenen Risiken. Allgemeine Probleme der Resektion sind mit Elimination der Reservoirfunktion das Auftreten von Drangstuhlinkontinenz und von allen Graden der manifesten Stuhlinkontinenz, so wie sie von klassischen kolo-analen Anastomosen bei Karzinomoperationen auftreten. Hier kann die Schaffung eines Kolonreservoirs (J-förmige Anastomose) unter Umständen Abhilfe schaffen. Auch die modernen stapler-unterstützten Techniken (STARR, TransSTARR) lösen dieses Problem nicht, da sie auf den gleichen Prinzipien basieren. Sie vereinfachen lediglich die chirurgische Technik

9.2.1 STARR-Operation

STARR ist die Abkürzung für *"Staplerunterstützte Trans-Anale Rektum-Resektion"*. Ähnlich wie bei der Anopexie nach Longo wird am Beginn der Afterkanal mit der empfindlichen Afterhaut und dem Schließmuskel durch Einbringen eines Dilatators geschützt. Über diesem sieht man den inneren Rektumprolaps, der mit Fäden gefasst und in das Staplernahtgerät gezogen wird.

Durch Schließen des Geräts wird der überschüssige defekte Mastdarmanteil herausgeschnitten und gleichzeitig eine Naht mit feinen Titanklammern gesetzt, wodurch die gesunden

Darmabschnitte anastomosiert werden. Vorfallende Hämorrhoiden werden damit gleichzeitig korrigiert und in den Afterkanal gehoben. Im Unterschied zur Anopexie wird bei der STARR-Methode der innere Überschuss nicht auf einmal mit einem Gerät entfernt, sondern schrittweise an der Vorder- und Hinterwand des Mastdarms. Das Endergebnis ist wie bei der Anopexie eine ringförmige Klammernahtreihe ungefähr fünf Zentimeter oberhalb des äußeren Analrandes.

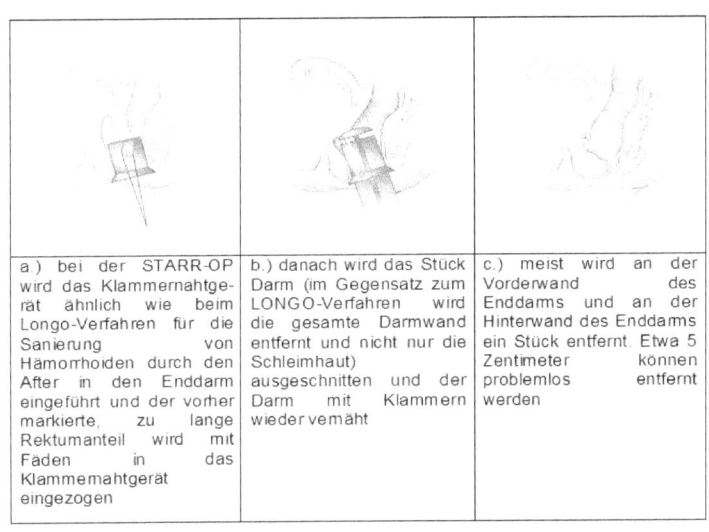

a.) bei der STARR-OP wird das Klammernahtgerät ähnlich wie beim Longo-Verfahren für die Sanierung von Hämorrhoiden durch den After in den Enddarm eingeführt und der vorher markierte, zu lange Rektumanteil wird mit Fäden in das Klammernahtgerät eingezogen	b.) danach wird das Stück Darm (im Gegensatz zum LONGO-Verfahren wird die gesamte Darmwand entfernt und nicht nur die Schleimhaut) ausgeschnitten und der Darm mit Klammern wieder vernäht	c.) meist wird an der Vorderwand des Enddarms und an der Hinterwand des Enddarms ein Stück entfernt. Etwa 5 Zentimeter können problemlos entfernt werden

Folgende Bedingungen müssen zutreffen, um die STARR-Operation durchführen zu können:

- Stuhlentleerungsstörung: Ausgeprägte Symptome einer obstruktiven Defäkationsstörung (ODS)
- Vorliegen eines inneren Mastdarmüberschusses, (Rektozele und Intussuszeption).
- unzureichende Wirkung von diätetischen Maßnahmen
- Ein ausgeprägter Vorfall der Genitalorgane kann manchmal die Ursache für den inneren Mastdarmvorfall und die Entleerungsstörung sein und muss zuerst korrigiert werden.

- eine tiefreichende Enterozele birgt die Gefahr der Dünndarmeinziehung in das Gerät mit Komplikationen
- liegt eine Beckenbodendyssynergie vor, wird diese zuerst konservativ ([elektro-] physiotherapeutisch behandelt
- bei Entzündungen, Abszessen, Fisteln, Tumoren wird die STARR-Operation nicht durchgeführt.
- allgemeine OP-Risiken als Kontraindikation (Anästhesie).

9.3 Eingriffe bei Rektumprolaps

Je weiter fortgeschritten der innere Rektumprolaps ist, umso eher wird man sich, allgemeine Operabilität vorausgesetzt, für ein abdominales Vorgehen entscheiden müssen. Dieses kann laparoskopisch oder offen chirurgisch sein. Das Risiko eines Rezidivs liegt bei der Rektopexie bei ca. 2%. Kontinenz wird in 60-80% wieder erzielt, vorausgesetzt es kann ein normaler Druckgradient im Analkanal wieder hergestellt werden (und der Sphinkterapparat ist hinreichend leistungsfähig.)

Man unterscheidet grundsätzlich 4 Typen der Rektopexie:

1. die **anteriore Rektopexie** (Typ Ripstein) – hier wird ein Kunststoffband von vorn kommend um das Rektum gelegt, dort seitlich fixiert und am Promontorium festgemacht. Die Kontinenz bessert sich hier in ca. 70%, jedoch treten in knapp 20% narbige Strikturen durch den über die komplette Zirkumferenz reichenden Bandverlauf (Fibrosierung und Ischämie). Obstipation tritt in knapp 45% der Fälle postoperativ auf (gegenüber etwas mehr als 25% präoperativ).

2. die **posteriore Rektopexie** – hier wird das Kunststoffband von hinten kommen in Hufeisenform nach vorn gelegt, um die Strangulation wie sie bei 1.) bekannt ist zu vermeiden

3. die **intervagino-rektale Rektopexie** – die verwendeten Streifen Kunststoffmaterial reichen vom Promontorium beidseits um das Rektum herum und verlaufen dann auf der Vorderwand des Rektums im Verlauf des Septum rectovaginale zwischen Scheide und Rektum. Sie sind nicht am Perinealkeil fixiert. Der Vorteil hier ist der Erhalt der Compliance (meint die dynamische Elastizität) des Rektums.

4. **laparoskopische Rektopexie** – Vermeidung von Adhäsionen und kleinerer Zugang stehen der schlechteren Einschätzung der auf den Darm übertragenen Spannung gegenüber, wobei die Präparation im Allgemeinen einfacher ist als bei den offenen Mobilisationen des Rektums.

9.4 Operative Behandlung bei analer Inkontinenz

9.4.1 Schließmuskelreparatur-Operationen
- Direkte, überlappende Naht des Schließmuskels (Internus und Externus) bei Rissen oder nach Traumen.
- Post-anal-Repair: Verengung des Schließmuskels durch Adaptation der Puborektalisschlinge.
- Anteriore Raffung des Beckenbodens: besonders bei neurogener Inkontinenz.
- Kombinierte Verfahren.

9.4.2 Sphinkterersatzoperation
- Dynamische Gracilisplastik: Stimulation eines vom Bein entnommenen Muskels, der um den Anis gewunden wird mittels Schrittmacher. Der Patient kann den Schrittmacher selbst einschalten (Anus geschlossen) oder ausschalten (Anus geöffnet). Bei bis zu 60% der sonst nicht therapierbaren Patienten kann hier ein Erfolg erzielt werden (wenige Zentren in der Welt).
- Artefizieller Sphinkterersatz: Implantation eines Ballons um den Sphinkter, der mittels implantierter Ballonpumpe ebenfalls geöffnet und geschlossen werden kann, Nachteil: perianale (Damm-) Infekte in bis zu einem Drittel der Patienten

9.4.3 Anus praeternaturalis – künstlicher Darmausgang
So schlimm und unangenehm wie sich diese Alternative im ersten Moment für die Patientin anhören mag, stellt sie doch eine gute Alternative zu schwerer andauernder analer Inkontinenz dar. Im Wesentlichen gilt es diese Form der Stuhlableitung als Teil des Selbst anzunehmen. Der Umgang mit dem Beutelsystem selbst ist kein

schwieriges Unterfangen und wird von einer Stomaberaterin/-schwester bis zur sicheren Handhabung begleitet.

9.5 Weitere Operationen

9.5.1 Analfisteln

Die chirurgische Therapie hängt primär vom Fistelverlauf und sekundär von Begleiterkrankungen ab. Einfache submuköse Fisteln können gespalten, komplexere Fisteln sphinkterschonend entfernt (reseziert) und innere, im Enddarm liegende Fistelöffnung mit einem Schleimhautlappen verschlossen werden. Bei Hinweisen auf eine chronische Infektion wird in einem Schritt eine Drainage durchgeführt. Liegt ein Abszess vor, muss dieser vorgängig behandelt werden. Sehr vorsichtig ist das chirurgische Verfahren beim Patienten mit Morbus Crohn zu wählen, da hier doch häufig Rezidive auftreten und wiederholte Operationen im Bereiche des Schließmuskelapparates die Gefahr einer dauernden Schädigung in sich birgt.

9.5.2 Abszessinzision/-exzision

Findet sich ein schmerzhafter, druckdolenter Eiterherd (Abszess) im Bereiche einer Analfistel, muss zunächst dieser in einer Narkose eröffnet werden. Dabei wird die Haut unmittelbar über der Schwellung spindelförmig ausgeschnitten, so dass der Eiter abfließen kann. Anschließend wird die Wunde ambulant täglich mehrmals gespült und

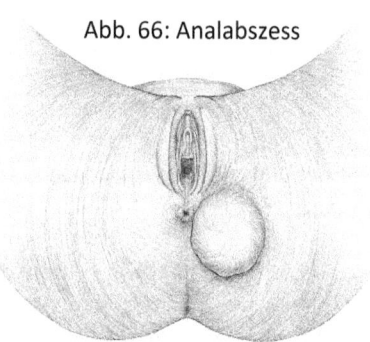

Abb. 66: Analabszess

gesäubert. In der Regel heilt ein derartiger Abszess nach 4 bis 5 Wochen ab und es bleibt eine chronische nässende Fistel übrig, welche dann in einer zweiten Operation behandelt werden muss.

9.5.3 Fadendrainage einer Infizierten Perianalfistel

Finden sich Hinweise für rezidivierende Entzündungen im Bereich einer Analfistel ist gegebenenfalls die Einlage einer Fadendrainage (Seton) zur Beruhigung der Entzündung (Konditionierung) der Fistel empfehlenswert. Dabei wird in einer kurzen Narkose die Fistel sondiert und mit einem Faden (Kautschuk) drainiert. Diese Fadenschlaufe wird außen geknotet und fixiert. Anfangs ist ebenfalls ein regelmäßiges Ausduschen des Analbereichs nötig (Abb. 67).

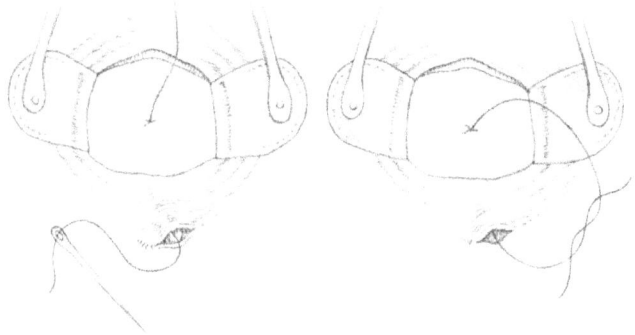

Abb. 67:
a.) Durchziehen eines Fadens zur Drainage der entzündeten Fistel
b.) Durchziehen eines Faden zur Drainage der entzündeten Fistel

9.5.4 Fistelspaltung (Fistulotomie)

Eine submuköse Fistel kann zum Darm hin längs aufgeschnitten werden (d.h. gespalten werden. Dabei wird der Fistelgang erst vollständig gespalten und anschließend vollständig herausgeschnitten (exzidiert) und die Wunde offen belassen. Es heilt sekundär in den nächsten 3 bis 4 Wochen vollständig ab. Täglich wird die Wundregion 2 bis 3 Mal ausgeduscht. Auch bei intersphinktären und transsphinktären Fisteln ist dies eine Möglichkeit, falls dabei nur ein kleiner Teil des Schließmuskels durchtrennt wird.

Abb. 68: Darstellung der Fistelspaltung
a.) Sondieren der Fistel
b.) vollständige Spaltung
c.) anschließend Auskratzen oder Ausschneiden des Ganges

(a)   (b)   (c)

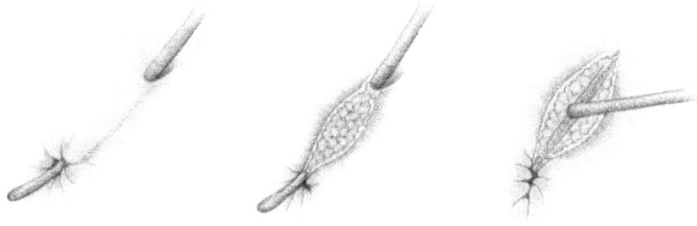

9.5.5 Schleimhautverschiebelappen (Advancement Mukosaflap)

Inter- und transsphinktäre Fisteln werden aus der Umgebung herausgeschnitten bis an die Stelle, wo sie den Schließmuskel durchstoßen. Der Gang im Muskel wird ausgekratzt und der Muskel vernäht. Die Öffnung im Darm wird vom Darm her mit einer Naht verschlossen und durch einen Schleimhautlappen (Advancement Mukosaflap) gesichert.

Dieses Verfahren erfordert eine vollständige Darmreinigung vor der Operation und wird in der Regel während eines 3 bis 5-tägigen Krankenhausaufenthaltes durchgeführt. Die Operation erfolgt in rückenmarksnaher Anästhesie. Um ein Anheilen des Schleimhautverschiebelappens zu ermöglichen, muss jeder Stuhlgang in den ersten 3 Tagen nach der Operation vermieden werden. Deshalb erhalten die Patienten und PatientInnen während dieser Zeit nur flüssige Kost.

Bei komplexen Fistelverläufen oder rezidivierenden Fistelleiden kann auch einmal die Anlage eines künstlichen Darmausganges (Stoma) zur Ruhigstellung des Enddarmes (Rektum) nötig werden, damit die Fistel nach Fixation des Verschiebelappens abheilen kann.

Dieser künstliche Darmausgang wird in der Regel nach 4 bis 6 Wochen wieder rückverlegt.

Abb.69: Behandlung der Analfistel
a)Ausschneiden der äußeren Fistelöffnung und des Fistelganges
b)Ausschneiden der inneren Fistelöffnung und Bilden eines Schleimhautverschiebelappens
c)Verschluss der Schließmuskellücke
d)Deckung des Defektes mit dem Verschiebelappen und Naht des Lappens

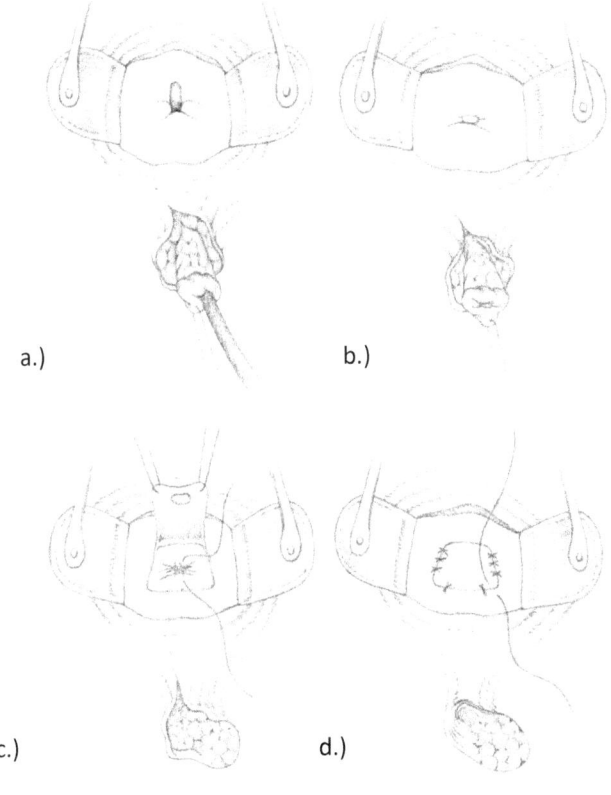

a.)   b.)

c.)   d.)

Leider treten bei etwa 20% der Patienten Rezidive auf, die eine Zweit- oder gar Drittoperation nach sich ziehen. Noch schlechter sind die Resultate bei Morbus-Crohn-Patienten. Hier ist eine sorgfältiges Abwägen der verschiedenen Operationstechniken. Hier empfiehlt man drainierende Maßnahmen oder kombinierte Verfahren wie Verschiebelappen mit intravenöser systemischer medikamentöser Therapie.

9.5.6 Schließmuskelnaht (Sphinkterrepair)

Die Schließmuskelnaht (Sphinkterrepair) hat die Wiederherstellung des verletzten Schließmuskelringes (Sphinkter ani internus und externus) zum Ziel. Die häufigste Ursache für das Reißen des Schließmuskels sind geburtshilfliche Unfälle bei schwierigen Geburten. Außerdem kommen Schließmuskelverletzungen nach operativen Eingriffen im Enddarmbereich vor (bei Hämorrhoidenoperation, Eingriffe bei perianalen Fisteln und Abszessen) sowie bei analen Traumata (z.B. Pfählungsverletzungen). Über einen kleinen Schnitt am Damm werden in Allgemeinnarkose oder rückenmarksnaher Anästhesie die Enden des durchtrennten Schließmuskels gesucht und freipräpariert. Danach werden sie überlappend miteinander vernäht (Abb.70).

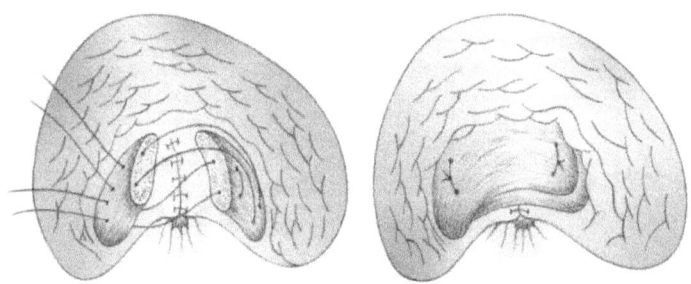

Abb. 70: Schließmuskelnaht

9.5.7 Konstruktion eines neuen Schließmuskels (Neosphinkter)

Bei fehlenden Schließmuskeln oder bei sehr großen Defekten kommen Schließmuskelersatzverfahren zum Einsatz. Dabei gibt es heute grundsätzlich zwei verschiedene Verfahren:

1. Ersatz durch einen eigenen Muskel, in der Regel ein Oberschenkelmuskel (Musculus gracilis) mit einem Neurostimulator (dynamische Gracilisplastik).
2. Das Einsetzen eines künstlichen Schließmuskels mit Steuerungssystem (Artificial Sphincter).

9.5.8 Sakrale Neurostimulation

s. Kapitel 6.5.2.3

9.5.9 Sphinkteraugmentation (Kunststoffimplantation)

Ebenfalls eine Therapiemöglichkeit bei milderen Inkontinenzformen ist die Injektion von Kunststoffpolstern in den Schließmuskelapparat (Sphinkter ani internus und externus). Dadurch werden Defekte durch zusätzliches Volumen kompensiert und es kann eine Verbesserung des Verschlusses erfolgen.

Abb. 71: Sphinkterunterspritzung (links im 3-D-US, rechts OP)

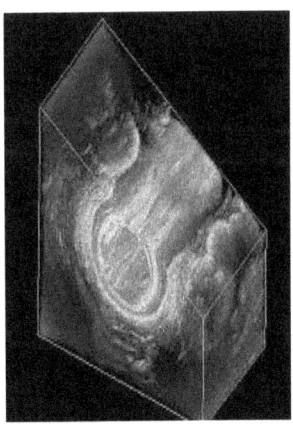 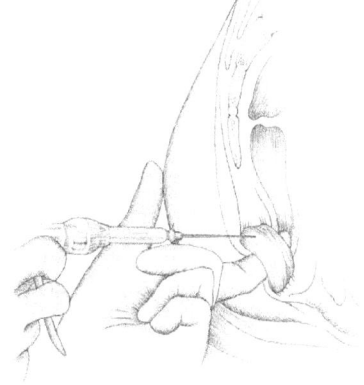

In der Regel wird an 3 verschiedenen Stellen um den Analkanal herum die Silikonlösung injiziert. Dies geschieht ambulant und in Lokalanästhesie, mithilfe einer feinen Nadel, deren Spitze zwischen dem inneren und äußeren Schließmuskel (Sphinkter ani internus und externus) positioniert wird. Die Kontrolle der Applikation geschieht mittels Ultraschallgerät´(Abb. 71).

9.5.10 Künstlicher Darmausgang (Stoma-Anlage; Anus praeter)

Die Stuhlinkontinenz ist eine schwerwiegende Behinderung, vor allem in Bezug auf die Lebensqualität. Wenn die konventionell-chirurgischen Therapien versagen oder unmöglich sind, dann bietet sich als letzte Alternative die Anlage eines Stomas (künstlicher Darmausgang) an. Das Tragen eines Beutel mit dem das kontrollierte Entleeren des Systems kann für den Patienten eine deutliche Verbesserung seiner misslichen Lage darstellen.

Abb. 72: Anus praeter

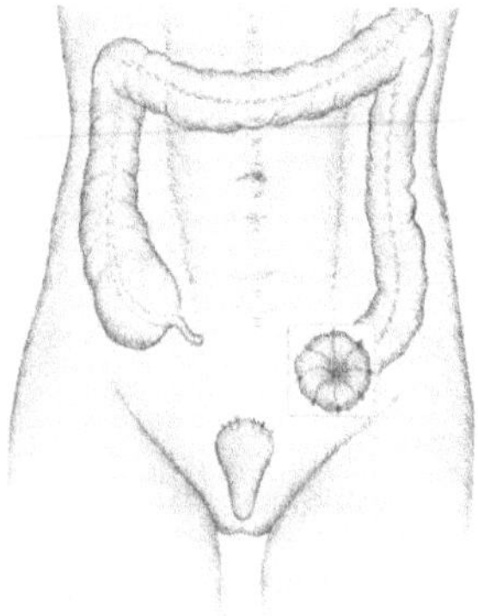

Neue Systeme mit Platten und Beutel haben den künstlichen Darmausgang sicherer und patientenfreundlicher gemacht. Durch regelmäßiges Auswaschen des Stomas (Irrigation) kann zusätzlich das Tragen des Beutels zeitlich eingeschränkt werden. Ein gut funktionierendes Stoma ist klar einer invalidisierenden Stuhlinkontinenz vorzuziehen.

Kapitel 10   Übergewicht und urogynäkologische Erkrankungen

In der urogynäkologischen Sprechstunde ist Adipositas ein häufiger Begleiter bei Inkontinenz und Senkungsleiden. Sie stellt bekanntermaßen einen erheblichen Risikofaktor bei zahlreichen Gesundheitsstörungen dar, auch in der Urogynäkologie ist sie als solche relevant. So findet sich z.B. bei Jelovsek, dass Adipositas bei vaginalem Geburtsmodus und in höherem Alter ein gesicherter Risikofaktor ist für die Entwicklung eines Genitaldeszensus. Andere Autoren klassifizieren die Adipositas als fördernden Kofaktor in ihrer pathophysiologisch orientierten Einteilung der Risikofaktoren in prädisponierende, auslösende, fördernde und dekompensierende Ereignisse. Ebenfalls fördernd sind hiernach Rauchen, pulmonale Erkrankungen (COPD), Obstipation und eine belastende Freizeit- oder Arbeitsbeschäftigung (häufiges oder schweres Heben). In einem Editorial des International Urogynaecology Journals wird der hohe BMI als Risikofaktor im Zusammenhang mit dem intraabdominellen (auf den Beckenboden wirkenden) Druck hervorgehoben. Je nach Autor steigt das Risiko des Descensus genitalis bei einem BMI >30 kg/m² um bis zu 75 %.

Ebenso wird ein BMI > 30 kg/m² als cut-off-Wert für eine nachhaltig erfolgreiche operative Therapie sowohl der Inkontinenz als auch der Senkung beschrieben. Andererseits stellt der Gewichtsverlust eine wirksame Therapie für die Behandlung der Belastungsinkontinenz dar, selbst wenn nur 5% des Anfangsgewichts verloren werden. Dabei stellt die Adipositas für die Belastungsharninkontinenz einen anerkannten Risikofaktor dar. Auch nimmt mit steigendem BMI das Risiko für die Entwicklung einer symptomatischen Dranginkontinenz (Overactive bladder [OAB]) zu.

10.1 Direkte Übergewichtfolgen in der Urogynäkologie

Durch das Übergewicht entstehen einerseits direkte Folgen für das Beckenbodensystem:

- Druckproblematik auf den Beckenboden
  - Blasenreizung
  - Zucker
  - Blutsalze
  - andere Ausscheidungsprodukte

Auf der anderen Seite kommt es im Rahmen der übergewichtassoziierten Folgeerkrankungen

- Diabetes
- Herzinsuffizienz
- Hypertonus

zu Störungen, die rasch auch zu Behinderungen werden können.

Im Rahmen des begleitenden Diabetes führt die Zuckerbelastung der Blase zu deren Reizung und damit zu einer Dranginkontinenzproblematik, die durch die möglicherweise eintretende/bereits eingetretene Neuropathie (Nervenerkrankung)verschlimmert und leider auch sehr behandlungsresistent wird. Bei der Herzinsuffizienz stört die Wasserbelastung der Blase v.a. nachts, wenn durch die horizontale ruhende Lage die Pumpleistung des Herzens endlich ausreicht das am Tag eingelagerte Wasser über die in dieser Position dann auch besser durchbluteten Nieren auszuscheiden. Die verabreichten Medikamente tragen hierzu bei. Im Zusammenhang mit dem Bluthochdruck (Hypertonie) kommt es längerfristig zu einer Schädigung der Blasenwandgefäße und damit zu der Reizung, die wir im Kapitel 2.2..2 (Abb. 10) beschrieben haben.

Wie Sie von dort wissen ist eine Reizblase gekennzeichnet durch

- häufige Miktion trotz geringer Menge
- starken Harndrang trotz geringer Menge
- unkontrollierbaren Urinverlust.

Erschwerende Faktoren sind hier bereits bestehende oder neu hinzukommende „Abdichtungsprobleme", der Druck durch das Eingeweidepaket von oben auf die Blase und der Druck einer Rekto-/Enterozele von hinten-unten auf die Blase. Durch eine eventuelle

Mobilitätsreduktion durch Übergewicht (vielleicht auch in Kombination mit Hüft- oder Knieoperationen oder –problemen) kann dann bei Drang die Toilette nicht ausreichend schnell erreicht werden.

10.2 Der Einfluss von Klimakterium und Postmenopause

In dieser Lebensphase werden weniger Eierstockhormone gebildet (Östrogen/Gestagen). Die Steigerung des Blutspiegels für die „releasing Hormone" [die die Östrogen- und Gestagenproduktion des Eierstocks steigernden Hormone] (verantwortlich für das typische „klimakterisches Syndrom") und ein verminderter Effekt der Eierstockhormone auf die Erfolgsorgane charakterisieren diesen Abschnitt. Aber es beginnt die hormonale Umstellung bereits vor den Wechseljahren mit der Abnahme des Progesterons (Gelbkörperhormon) und des Nebennierenhormons DHEA. Erst später sinkt auch das Östrogen, womit die Regelblutungen sistieren und die eigentliche Menopause eingeleitet wird. Mit den Jahren nehmen dann auch das männliche Hormon (Testosteron) und das Wachstumshormon ab. Diese Umstellungen führen zu einem veränderten Stoffwechsel mit **verminderter Fettverbrennung** und damit letztlich einem geringeren Kalorienbedarf.

Wenn die Essgewohnheiten und die körperliche Aktivität nicht an den verminderten Energieverbrauch angepasst werden, kommt es folglich zu einer Gewichtszunahme.

Ein Östrogenmangel kann zu Befindlichkeitsveränderungen und nicht selten zu Stimmungsschwankungen, Depressionen oder Partnerschaftsproblemen führen. Weil Kohlenhydrate (Süßigkeiten, Schokolade usw.) das Wohlbefinden verbessern können, reagieren betroffene Frauen oft mit einem gesteigerten Kohlenhydratkonsum. Die unliebsame Gewichtsveränderung und die damit verbundenen Frustrationen können zu einem regelrechten Teufelskreis führen.

Die Reduktion der Muskelmasse trägt wiederum dazu bei, dass die Verwertung von zugeführten Nahrungskalorien und der Grundumsatz ungünstiger werden:

Die Gewichts-reduktion ist sinnvoll und not-wendig, um über eine Norma-lisierung der Glukosestoffwech-sellage und eine Reduktion des Hyperinsulinismus schließlich eine Reduktion der mechanischen Probleme durch

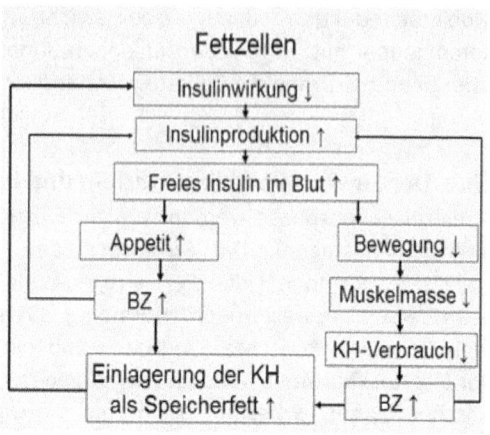

Druck auf den Beckenboden zu erreichen. Die Steigerung der Mobilität lässt das Durchbrechen des Teufelskreises von Immobilität ⇨ Muskelmassenreduktion ⇨ Gewichtszunahme dann letztlich erst zu.

Im Zusammen-hang mit der empfohlenen Re-duktion der Kohlehydratzu-fuhr pro Tag (auf 60-80 g KH/24 Stunden) und möglichst keiner Zufuhr von Kohlehydraten nach 18 Uhr (um dem Körper

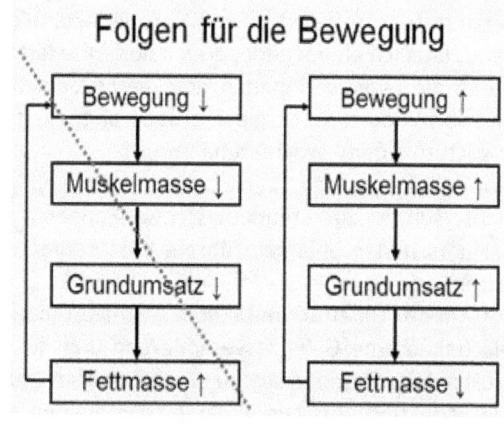

möglichst lange Zeit zu geben in einer „insulinfreien" Phase den Abbau von Fett in den Körperzellen voranzutreiben wird dieses im Speiseplan durch Eiweiß (und Fette) ersetzt. Damit sind nur bei bestimmten Nahrungsmitteln besondere „Zubereitungsformen" erforderlich, z. B. bei der Auswahl von Brot, der Zubereitung von low carb-Gebäck und Kuchen, dem Andicken von Soßen oder der Verwendung von Getreidemehlen bei der Speisenbereitung.

Im Zusammenhang mit der Auswahl der Kohlehydrate ist auf den sog. „Glykämischen Index [GI]" zu achten, einer Maßzahl, die für die Menge an Insulin steht, die freigesetzt werden muss, um das kohlenhydrathaltige Nahrungsmittel zu verstoffwechseln. Bei den im Rahmen des Ernährungsplans ausgewählten Lebensmitteln sollte der GI-Wert unter 30-35 liegen.

Die Bewegungssteigerung sollte langsam begonnen werden - gerade Strecken, ca. 4 km tgl. = ca. 1-1,5 Stunden, evtl. auch, je nach Möglichkeiten, 2 x tgl. mit kontinuierlicher Steigerung:

- Steigerung der Steigungen in der Wegführung
- Steigerung der Strecke 6km – 8 km – 10km -12 km
- Steigerung der Geschwindigkeit von 3-4 km/h auf 6(-8) km/h je nach Steigung

Damit gelingt schließlich eine Steigerung der Laufzeit von 1 auf 2-3 h/Tag, wenn das im Rahmen der Möglichkeiten ist.

Initial sollten in jedem Fall „gelenkschonende" Sportarten gewählt werden: EEMA-Stromtraining, Aquajogging/Aquafitness oder Aktivitäten in einem konventionellen Fitness-Studio (mit professioneller Anleitung), nach Möglichkeiten auch Radfahren oder Laufband.

Im Rahmen eines Beckenbodentrainings ist zu achten auf:

- eine Haltungsschulung
- das Gefühl für die Beckenbodenmuskulatur erlernen
- die Betätigung der Beckenbodenmuskulatur
- die Integration der Beckenbodenmuskelarbeit in das Alltagsgeschehen
- das Erlernen eines beckenbodenfreundlichen Alltagsverhaltens.

Hervorragende Ergebnisse erzielen wir in der Kombination von gewichtsreduzierender Anwendung von EEMA-Strom mit einem stromunterstützten Beckenbodentraining.

Das Ziel ist letztlich eine

- Steigerung der Mobilität
- Steigerung der Kontinenz
- Steigerung der Lebensqualität.

10.3 ABC-Programm

Im Zusammenhang mit eigenen Erfahrungen in der dauerhaften Gewichtsreduktion sind wir auf die Publikationen der Magdeburger Arbeitsgruppe um Prof. Luley gestoßen und haben das von ihm entwickelte ABC-Programm aufgrund der hohen Effektivität im Hinblick auf Reduktion und Erhalt des erreichten Ergebnisses in unser Therapiekonzept integriert

Das ABC-Programm wurde an der Universitätsklinik in Magdeburg entwickelt, evaluiert und publiziert. Das Programm nutzt das Internet und verbindet Telemonitoring von Bewegung und Ernährung mit Telecoaching durch wöchentliche Informations- und Motivationsbriefe. Technischer Kern des Programms ist ein ganztägig am Gürtel getragener Minicomputer, der die Bewegung misst und die täglicher Ernährung in vereinfachter Form erfragt. Dem 6-monatigen Programm geht eine einmalige, 2-stündige Patientenschulung voraus, bei der die Teilnehmer die Prinzipien der Magdeburger dualen Diät erlernen. Diese besteht aus einer Einkaufsschulung, um die tägliche Kalorienzufuhr um 500 kcal senken zu können. Zusätzlich lernen die Teilnehmer, Kohlenhydrate mit niedrigem glykämischen Index zu bevorzugen, um die Fettspeicherung zu verlangsamen und um Heißhungerattacken zu vermeiden. Bezüglich der Bewegung wird ein täglicher Mehrfachverbrauch um 500 kcal angestrebt, bevorzugt durch Ausdauerbewegung.

Die Bewegungs- und Ernährungsdaten der Patienten werden wöchentlich auf den Server der Universitätsklinik in Magdeburg übertragen, indem der Minicomputer mit einem USB-Kabel an einen Internetfähigen PC angeschlossen wird. In den Server loggt sich dann der ABC-Betreuer ein und erzeugt einen wöchentlichen Betreuungsbrief, der mit der Post verschickt wird. Dieser Brief zeigt in drei Grafiken den Gewichtsverlauf des Teilnehmers seit Beginn, den Energieverbrauch durch Bewegung und die Energieaufnahme durch die Ernährung. In die Abnehmgrafik sind die anonymen Abnehmkurven anderer ABC-Teilnehmer eingeblendet, wodurch ein gruppendynamisches Element hinzugefügt wird. In einem individuellen Text kommentiert der ABC-Betreuer diese Daten und motiviert zu weiteren Fortschritten. Den Umgang mit der ABC-Plattform und die Prinzipien des ABC-Programms hat der ABC-Betreuer zuvor in einem eintägigen Kurs an der Universitätsklinik in Magdeburg erlernt.

Die Kosten für die Teilnahme am ABC-Programm betragen aktuell 183 Euro für den Kauf des Minicomputers („Aipermotion 500") plus 288 Euro für Schulung und Betreuung durch den ABC-Betreuer (Stand Dezember 2015). Einige gesetzliche Krankenkassen leisten eine teilweise Erstattung. Weitere Details zum ABC-Programm können der Website www.abcprogramm.de entnommen werden.
Das innovative, telemedizinische ABC-Programm erwies sich in unserer Praxis als ausgesprochen effizient. Der jüngsten Leitlinie der Deutschen Fachgesellschaften für Adipositas und Diabetes mellitus liefert einen gut recherchierten Vergleich der derzeit in Deutschland verfügbaren Abnehmprogramme. Unter den konventionellen (nicht-bariatrischen) Programmen erzielte das multimodale M.O.B.I.L.I.S-Programm das bislang beste Ergebnis mit minus 5,5 kg nach 12 Monaten. Die mittlere Abnahme durch das ABC-Programm war allerdings mit 12 kg nach 12 Monaten beträchtlich ausgeprägter. In unserer Praxis erzielten wir sogar 19,2 kg nach 6 Monaten. Ein erheblicher Vorteil des ABC-Programms entsteht durch die Nutzung des Internets. Dadurch bleibt der Zeitbedarf für die Patienten und auch für die Betreuer sehr niedrig. Schulung und Betreuungsbriefe erfordern einen Zeitaufwand von insgesamt 4,5 Stunden in 6 Monaten, was etwa ein Zehntels des Zeitbedarfs im M.O.B.I.L.I.S-Programm ausmacht. Somit bestätigt unsere Überprüfung, dass für die Behandlung der Adipositas ein neues, wirksames und praktikables Verfahren zur Verfügung steht.
Wir sahen neben der eindrücklichen Gewichtsabnahme unter Verwendung des ABC-Programmes bei den das Programm

anwendenden urogynäkologischen Patientinnen auch sehr schön, wie positiv die Gewichtsreduktion sich auf die hauptsächlich geklagten (funktionellen) Symptome auswirkt:

- Belastungsinkontinenz
- Drangprobleme
- Obstipative Defäkationsstörung (ODS)
- Druckgefühl durch den Deszensus.

Erwartungsgemäß zeigte sich bezüglich der anatomischen Veränderungen, d.h. des Ausmaßes des Deszensus keine deutliche Reduktion, auch wenn sich in einzelnen Fällen der inspektorische/palpatorische Aspekt etwas günstiger präsentierte.

Die Implementierung dieses sehr wirksamen Programms zur Gewichtsreduktion in das Therapiespektrum einer urogynäkologischen Betreuung erwies sich als gut praktikabel und sehr wirksam. Mit der relevanten Gewichtsreduktion unserer Patientinnen gingen erhebliche Verbesserungen der Inkontinenzsymptomatik einher. Wir können die Nutzung des ABC-Programms in ähnlichen klinischen Institutionen daher uneingeschränkt empfehlen.

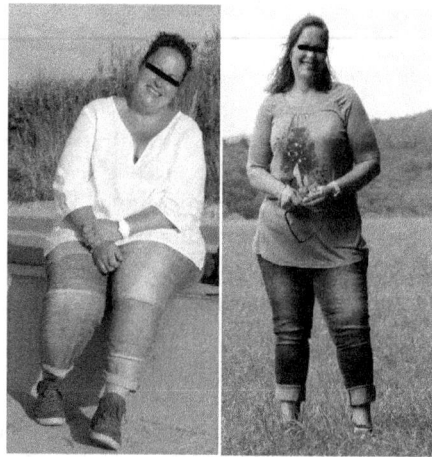

Abb. 73: Teilnehmerin vor und nach 6 Monaten ABC-Programm

Ein kurzes Nachwort

Ich hoffe, Sie konnten Ihr Informationsbedürfnis durch die Lektüre dieser Informationsschrift stillen und konnten finden, was Sie interessierte. Aus meiner fast 30-jährigen Berufserfahrung mit weit über 25 Jahren Beschäftigung mit der in der Urogynäkologie behandelten Problemen weiß ich, dass es auch in Zukunft sicher immer wieder neue Behandlungsansätze geben wird und neue Erfolge in der Therapie. Oft sind es Zufälle, wie die Entdeckung des EEMA-Stromes für die effiziente Behandlung der beckenbodenmuskulären Defizite durch eigene Anwendung dieser Stromform aus einem ganz anderen Grund, manchmal sind es die Gespräche mit den Frauen, die die Sicht auf die Erfordernisse in der Behandlung deutlich werden lassen.

Die Urogynäkologie ist eine Disziplin der Medizin, die aufgrund der Tatsache, dass es sich bei dem Senkungsleiden um einen letztlich chronischen Prozess handelt, mehr eine „Begleitung" erfordert als nur ein punktuelles Handeln (z. B. in Form einer Operation). Das umzusetzen gelang mir in meinem Bereich in den letzten Jahren sehr gut und ich hoffe, dass auch Sie, wenn Sie betroffen sind, einen „Begleiter" finden werden, der mit Ihnen die für Sie immer aktuell beste Therapieform findet und anwendet.

Ich hoffe auch sehr, dass ich Ihnen meine Botschaft „Lassen Sie sich möglichst nicht auf eine sofortige operative Lösung des von Ihnen geschilderten Problems ein, zumindest nicht, bevor andere Maßnahmen versucht oder zur Vorbereitung eines besseren Operationsergebnisses im Hinblick auf Durchführbarkeit und Haltbarkeit angewendet wurden" Sie erreichen konnte und kann und dass Sie das Vertrauen in sich und Ihren Beckenboden haben, dass hier ja vielleicht doch „noch einiges geht", bevor man (sich) operieren (lassen) muss.

Vielen Dank für Ihr Interesse an diesem Buch! Und wenn Sie noch mehr wissen wollen, dann schauen Sie auf die nächste Seite!

Ihr
Dr. Armin Fischer
Urogynäkologe

Zum Weiterlesen

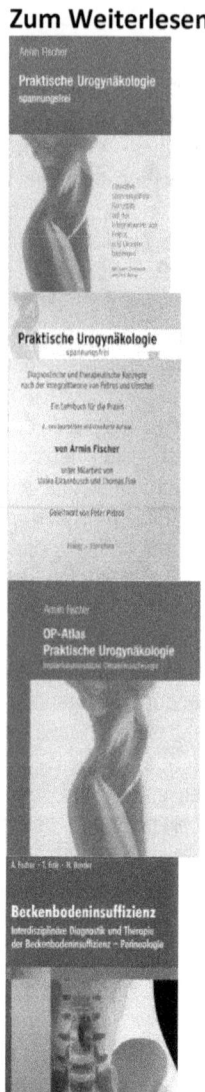

Armin Fischer
Praktische Urogynäkologie -
spannungsfrei
Broschiert: 144 Seiten
Erste Auflage - Ausgabe – 2003
Serag-Wiessner KG, 95119 Naila

Armin Fischer
Praktische Urogynäkologie -
spannungsfrei
Broschiert: 316 Seiten
Verlag: Haag + Herchen; Auflage: 2., neu
bearb. u. erw. Aufl. (1. September 2006)
ISBN-10: 3898463710
ISBN-13: 978-3898463713

Armin Fischer (Autor)
OP-Atlas Praktische Urogynäkologie:
Implantatunterstützte
Deszensuschirurgie Gebundene Ausgabe
– August 2007
Gebundene Ausgabe: 366 Seiten
Verlag: Lucas, Birgitt; Auflage: 1., Aufl.
(August 2007)
ISBN-10: 3000221611
ISBN-13: 978-3000221613

Armin Fischer et al.
Beckenbodeninsuffizienz
Interdisziplinäre Diagnostik und
Therapie der Beckenbodeninsuffizienz –
Perineologie
Gebundene Ausgabe – 2009
Serag-Wiessner KG, 95119 Naila
nur über den Autor zu beziehen, wenige
Restexemplare

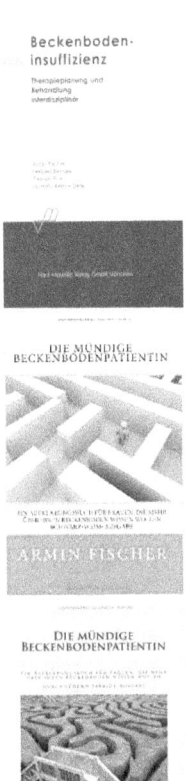

Armin Fischer et al.
Beckenbodeninsuffizienz
Therapieplanung und Behandlung
interdisziplinär
Broschierte Ausgabe: 76 Seiten - 2010
Hans Marseille Verlag München

Die mündige Beckenbodenpatientin: Ein
Aufklärungsbuch für Frauen, die mehr
über Ihren Beckenboden wissen wollen -
schwarz-weiß-Ausgabe
Taschenbuch: 478 Seiten
Verlag: CreateSpace Independent
Publishing Platform
ISBN-10: 1519754914
ISBN-13: 978-1519754912

Die mündige Beckenbodenpatientin: Ein
Aufklärungsbuch für Frauen, die mehr
über Ihren Beckenboden wissen wollen
durchgehend farbige Ausgabe
Taschenbuch: 478 Seiten
Verlag: CreateSpace Independent
Publishing Platform
ISBN-10: 1519581793
ISBN-13: 978-1519581792

Anm.: Die Quellenliste zu den verwendeten Abbildungen, die praktisch alle meinen vorangegangenen Publikationen entnommen wurden, finden Sie in diesen Büchern